古代帝王
死亡诊断书

［新加坡］何乃强——著

华中科技大学出版社
http://www.hustp.com
中国·武汉

图书在版编目(CIP)数据

古代帝王死亡诊断书 / [新加坡]何乃强著. —武汉：华中科技大学
出版社，2021.10
ISBN 978-7-5680-7477-3

Ⅰ.①古… Ⅱ.①何… Ⅲ.①医案—研究—中国—古代 Ⅳ.①R249.1

中国版本图书馆CIP数据核字（2021）第189241号

湖北省版权局著作权合同登记　图字：17-2021-182号

本书中文简体版权由新加坡玲子传媒私人有限公司
授权华中科技大学出版社仅在中国大陆出版发行

古代帝王死亡诊断书　　　　　　　　　　　　　[新加坡]何乃强 著
Gudai Diwang Siwang Zhenduanshu

策划编辑：亢博剑
责任编辑：章　红
封面设计：璞茜设计
责任校对：曾　婷
责任监印：朱　玢
出版发行：华中科技大学出版社（中国·武汉）　　　电话：（027）81321913
　　　　　武汉市东湖新技术开发区华工科技园　　　邮编：430223
印　　刷：湖北新华印务有限公司
开　　本：710mm×1000mm　　1/16
印　　张：16
字　　数：171千字
版　　次：2021年10月第1版第1次印刷
定　　价：42.00元

序 从故事说起

　　小时候酷爱听故事。爸妈讲的民间故事、老师讲的历史和励志故事，以及"丽的呼声"李大傻的粤语广播故事①，都会令我沉浸其中，如痴如醉。稍长后，喜欢阅读，不爱看风花雪月的美文，偏爱历史人物传记、历代帝王轶事、宫廷秘闻和武侠小说。往往一卷在手，就废寝忘食，甚至可以独在房内，终日无语。

　　当年，唐太宗的谏官魏徵积劳成疾而死，太宗对侍臣说："夫以铜为镜，可以正衣冠；以古为镜，可以知兴替；以人为镜，可以明得失。朕常保此三镜，以防己过。今魏徵殂逝，遂亡一镜矣。"我阅读众多书籍，不也是以人以史为镜吗？

　　广读群书之后，我了解到古今中外许许多多人物。他们的行为思想和一切功过，都可以作为我做人做事的借鉴。在阅读中，我汲取仁义忠信的价值观；学会分辨正邪善恶；知道邪不胜正，

① 新加坡丽的呼声（Rediffusion Singapore），是英国丽的呼声公司于1949年在新加坡开设的有线广播电台。2012年停播，2013年继续通过网络播送节目。该电台的方言民间故事节目风靡一时，知名讲古艺人有粤语讲古大师李大傻、潮语讲古大师黄正经等。

善有善报。遂致力于修身养性，力求做个对社会有用的人。

退休以后，阅读依然是我的最爱，是生活中不可缺少的部分。而爱读史籍的兴趣依然不减当年。所不同的是，岁月更迭，年纪增长，自己对人对事的体会和诠释亦随人生经历而有不同。同一本书，反复阅读后，前后也可能有不同感受、不同理解和思考。譬如在阅读中国历朝故事时，我不再注意朝代盛衰的近因远因，不再评断历史人物的忠奸，而注意到皇帝及其身边人的疾病和死亡，这也许是因为数十年的医学生涯锻炼了我对疾病的敏感度，包括对病因的好奇、对诊断的怀疑……总的来说，这是一种"职业病"吧！

因为怀疑，我大胆假设，细心研究和考证。当我看到书中用三言两语述说某君王因某种病丧命时，我会产生怀疑，继而根据有限的描述，去大量翻阅史书和现代医书，甚至凭借临床经验，或推翻古代说法，或证实其果然。因为钻研，每到书店，我便会一头栽到历史书架，翻阅厚厚的历史书。那些年，老友陈满贵在上海工作，回国时必给我带来新出炉的历史书籍。结果，"王立群读《史记》"系列、"明朝那些事"系列，以及《正说唐朝二十一帝》《正说宋朝十八帝》《正说明朝十六帝》《正说清朝十二帝》等史书取代了摆在我书房的其他一些中外名著。

每当书中有些篇章与情节引起我的兴趣，如书中人物的病患，包括肉体、心理、精神疾病，太医的行为与际遇，死者的生卒年岁、寿命长短或是其他和医学有关的事，我会——插入标签或加上眉批，列出疑问，俨然一名法医，要找出死因及真相！朋友知道我有这种的"癖性"，建议我把所读到的历史故事"心得"撰写成文，与他们分享。

恰好在那个时候，新加坡《联合早报·早报星期天》编辑谢裕民先生联络我，邀请我写一些"替古代君臣诊病"的文章。受到裕民的鼓励，我从皇帝、嫔妃、太医、臣子等人着手，用现代医者的眼光，"替"古代君臣"诊病"，分析他们的病患，质疑史册所记录的死因。

为了让大家增加一些病理学的认识，我还古今对照，把现代对这些疾病的解读和治疗方法，一并带入。开始时，我担心这样写会画蛇添足，显得杂乱无章，但读者反响很好，认为这些论述可以增进自己的医学知识。于是，我兴致盎然，一边读史，一边把脉，一边寻索参考资料，写下这几十篇读史笔记，呈献给读者。

何乃强

目录

1

3

只要治不好皇帝或嫔妃的病，
就是犯了欺君之罪。
对此，太医是无从抗辩、解释的。

太医难当

别以为九五之尊的皇帝真的能"万岁万万岁"，万寿无疆。从生物学观点来看，皇帝也是血肉之躯，也会有"帝不豫""上不豫"（身体不适），一样会生病。

把历代559位帝王（397位皇帝及162位王）的寿终年岁做个统计，结果显示，他们不但未能安享期颐之寿，反而多短命，平均每人只能活短短38年（虚岁39岁）。以明朝的16位皇帝来算，他们平均寿命只有短短的42.2岁！但是贵为天子，就会有全国第一流的医师随侍左右，照顾龙体。这些人就是历史上所说的太医。

根据《辞海》的解释，太医指为帝王服务的医生，也称御医，该词也作为对医生的敬称。历朝历代的太医或御医的职称有所不同，界限也不分明。从周朝至明清，古代宫廷中掌医掌药的官员有不同的职称，被分成不同等级，如《周礼·天官》里就提到食医、疾医、疡医和兽医之分。但说到底，他们所担当的职务都是为王权服务的。

北京语言大学周思源教授曾在《百家讲坛》节目中对太医的职称和身份进行了一番解释和论证。他提到，在清朝，人们一般尊称医生为"太医"，但其实他们并不是真正的宫廷御医。

说到太医，他们出入皇宫，工作职务就是专门给皇帝及其家属看病、治病。而其中，全职照顾皇上的御用医师被称作御医。皇帝有疾，会由御医"请脉"医治。至于兼用民间医师为皇上治疗的记载，比较少见。清朝光绪皇帝曾百病缠身，久医不愈，令太医感到棘手，只好下诏访求民间良医进宫，与太医一齐治病。这些记录，实属罕有。

此外，御医会有"兼职"工作，作为皇家医生，除了专门为皇帝、妃嫔、皇子等皇家成员看病，他们也会被皇帝派遣去替一些王公大臣看病。

太医所诊的病人不多，所处理的病例也有限。他们生活在活动受限制的宫廷里，少有机会和外界接触，少有机会诊疗到不同类型的病例，病人数量也不多，结果他们的临症经验也就没有与日俱进，恐怕不出几年，医术不是停滞不前，就是一落千丈。若以现代的行医准则来评估这些太医，要求他们交出每年参与过的继续医学教育的成绩单，恐怕很多人不能够顺利"过关"，获得更新的行医执照。

原来，CME有严格的要求，执业医生每年都得累积足够的学分，如证明有阅读很多医学文献、刊物，有参与研讨会、医学会议，有诊病以及教学、著作等，否则不能够更新执照，而会被令"停牌"，不能行医了。

　　封建社会有遴选太医的程序及制度。通常一个民间医师要先被地方官看中、推荐，才能当医官。而他必须填上详细的个人资料，他的家族资料如父族、母族、妻族的姓名、地址，以及保证人（通常是地方官）等。一个医官要被贵族提名推举，才能更上一层楼，当上太医。而当了太医，还是要填报详细的个人资料，以及他的家族资料，一如现在求职受聘的人需要呈交简历。此举的目的是，一旦太医日后犯错，皇室就有资料可追寻，就能处置他和他的亲人。除了革职、刑杖、全家流放之外，还会以此为依据诛灭其三族甚至九族，连担保人也难逃责罚。只要治不好皇帝或嫔妃的病，就是犯了欺君之罪。对此，太医是无从抗辩、解释的。哪管那病是已入膏肓，还是先天遗传、急症、药物反应……

　　能够被选中入宫，当上御医、太医，必定是公认医术高明、誉满杏林的名医。一旦"选在君王侧"，就能穿上不同品阶的官服，羡煞旁人。不过，究竟当上太医是祸是福？是"一登龙门，身价百倍"，还是进入虎穴，"伴君如伴虎"？

　　表面上，当太医是一份悠闲好差事，衣食无忧，生活惬意，悠哉游哉。殊不知当太医者，无时无刻都会有生命危险。因为，就算太医是当时医术最高明的医师，但是在医治皇帝和他所宠爱的人的病时，也难保诊治无误。由于病人是非同小可的尊贵人物，太医诊治病人时往往顾虑重重，战战兢兢，如临深渊，如履薄冰。所以经常就会发生悲剧：病人死了，医师就要受处罚。故此不是太医被杀，就是皇帝"龙御归天"。

　　皇帝对太医的印象是：太医万能，能够有起死回生的本领。

故对太医的要求是：一定要把病医好！如果他宠爱的人因药石无灵撒手尘寰，他必定归咎太医无能、失职，太医就很可能会被处死。1382年，明太祖朱元璋的马皇后病重，群臣请祷祀、求良医。马皇后竟然拒绝服药。好心肠的她，自知病势不轻，吃药无效，一旦病殁，皇上必定降罪太医们，将他们处死，所以不忍太医因她的死而要赔上性命。

由此可见，当太医是一份非常"危险"的职业。

由于不信任，当御医为皇帝诊病时，
常有太后或皇后在帘后监视着，
时时提出质疑甚至代做主张。

不信任太医

现代医学注重的是医患关系的建立。病人对医务人员失去信赖对医疗是毫无好处的。病人作为一个医疗团队里的一分子，有权共同参与以及配合诊治。这种医患关系是双向的，二者平等相待、相互尊重。

在东方传统社会，医生扮演的是家长的角色。他具有权威，可以替病人做出关乎其生死的决定。但是古代的太医充其量是皇室的"雇员"，供人使唤，听候差使，扮演的是下属、臣子，甚至是奴仆的角色。太医的自尊、人格、专业话语权等，不在考虑之列。有志于医的人，往往会因此感觉到碍手碍脚，英雄无用武之地，以致郁郁不得志，闷闷不自由。

不要以为皇室的人是以千百年来的古训"用人不疑，疑人不用"来作为他们的金科玉律，像现代人一样信任自己的医生。《礼记》中就有"君饮药，臣先尝"的说法，故历代宫廷医生要负责尝药，曹魏时甚至有专门设立的"尝药监"。明仁宗朱高炽还是太子时，不信任太医盛寅的医疗技术，唯恐太医开出的药会害死他的妃子，于是命人先把盛寅关起来，等见到药效以后再做定夺。这样的做法实在不可思议！至于清朝的太医，在煎调御药时，有太医院官和内监一同监视着，以两服药合为一服。俟熟后，分作两杯，一杯先由主治太医尝，再轮到院判尝，然后内监尝；另外一杯才让皇帝服用。那些和合药味不妥，不依照本方，或封题错者，均以"大不敬"罪论处。皇帝疾病若是医药无效，以致死亡，"龙驭上宾"，太医院医官就要受到处分。

汉和帝的太医郭玉曾说，医人有四大难处，特别是面对尊贵的病人时，难度更大。每每医师带着惶恐的心情去诊治，心理上受到威胁，便很难集中精神去诊病，故此疗效较差。而且这些病人持高高在上的态度对待医师，让医师在诊断、医疗时得不到信任，增加心理压力，进而影响判断。

由于不信任，当御医为皇帝诊病时，常有太后或皇后在帘后监视着，时时提出质疑甚至代做主张。《新唐书·后妃传》记载，仪凤三年，唐高宗李治患了严重的头痛病，召御医张文仲、秦鸣鹤会诊，二人请示用砭针刺头部治病。皇后武则天在帘后听说要在皇帝头上刺出血，乃怒斥："此可斩也！圣体哪能刺出血？"御医赶快顿首请命。高宗苦于头眩，说："御医是看病，有什么罪？我头晕目眩得厉害，快让他看病吧！"御医乃敢取针刺高宗头。高宗病情缓解后，武后在帘中拜谢御医。

宋宁宗患了痢疾，曾御医入视。把完脉，就得奏明病证。尚未开处方，立在御榻后的杨皇后插话道："曾防御，官家（皇上）吃得感应丸否？"（文献记载这感应丸含有丁香、干姜、巴豆、杏仁等治腹泻药物。）御医唯唯诺诺。接着杨皇后又插一句："须是多把与官家吃。"那岂不是毫无医学水平的外行人皇后做主，指示御医给病人服药的剂量！至于那些对医药、病理稍有些常识的帝王，也宁肯相信自己，而不相信御医。有记载清朝康熙皇帝就曾指斥太医院长官黄运和御医霍桂芳："此劣等大夫知道什么！"后来的光绪皇帝也曾指示御医按照光绪自己的方案开方用药，御医岂敢不遵？

那么皇帝是否能真的得到御医最佳的医药照顾？处在这样自身难保的情况下，御医往往不敢下无把握之药，以避免承担责任。就算御医诊出皇帝脉象凶险，也不敢说出真话，还说脉象尚好。权宜之计是只开一些吃不死、医不好的药物。若是皇帝有个三长两短，最低限度朝廷总不能归咎他误用药品，害死圣上，只能以医术平庸或不克尽职之罪而予以较轻的例行处分，不至于杀头灭族。御医这样"少医少错"的谨慎小心、明哲保身的心理，令许多皇帝失去险中求治"博一博"的机会，而很快驾崩。

也由于这缘故，太医都很害怕贵族生病。太医也领悟到，单替这些已经生病的贵族医病开药并非妥善的办法。所

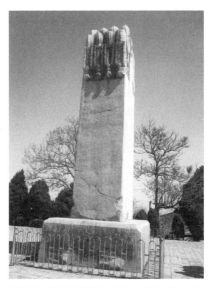

陕西省咸阳市区西北，乾陵武则天无字碑

7

谓"是药三分毒",难保药物没有副作用和意想不到的不良反应。最好是想办法使这些尊贵人物不生病或少生病,就是说,预防生病胜于治病。所以太医们强调预防、养生,专注于使用食疗,提高免疫能力、抵抗力,而少用药物去治疗病人,无形中创出"养生疗法"。这些少用药物的"太医医疗方法",有异于一般民间医师的开药治疗法。民间医师大多使用药物治疗,以求快速见效,很少有不开处方不开药的,一如今日我们所说:A pill for every ill(每种病都必有一种药丸)!

虽然太医享有崇高地位，人人景仰，
但他们本质上只不过是权力博弈中的棋子。

太医与政治

古代太医享有出入宫廷的特权，除了皇上外，还有很多机会和皇亲国戚、王公大臣接触，可以说是走入了钩心斗角、刀光剑影的权力中心。究竟一个医者卷入政治是福是祸，是否和他的专业有所冲突？

翻开历史，可以看到有些医术高明者获得高官显爵，例如北宋儿科医家靳豪、南宋御医王继先、元朝的许国桢就是得宠太医，甚至可以参与朝政。

北宋的靳豪因医术精湛，治儿疾屡验而名重一时，南渡后到杭州，世为太医。至孙靳从谦一代，为御直翰林医官，上赐敕特晋三阶，并恩赏《百子图》，所居之巷命曰"百子图巷"。

元世祖忽必烈的母亲庄圣太后染疾，山西绛州名医许国桢治好了她的病，后因直谏得到忽必烈的信任。忽必烈即位后，得以参与朝政，官至礼部尚书，进光禄大夫。

虽然太医享有崇高地位，人人景仰，但他们本质上只不过是权力博弈中被人利用的棋子。

历史上关于受人利用的太医的记载很多。汉武帝的儿子昭帝刘弗陵娶了霍光女婿上官安的女儿，她也是霍光的外孙女，后来当上了皇后。霍光要她替昭帝生下一个龙子，将来承继大统，居然示意御医禁止皇上到别的嫔妃处"御幸"，怕她们捷足先登，怀了龙胎。结果事与愿违，昭帝猝死，没有留下龙种。

西汉女御医淳于衍也被人利用，卷入政治斗争。原来当时的辅政大臣霍光的夫人显，非常嫉恨新登位的汉宣帝的皇后许平君，一直希望自己的女儿成君能够成为皇后。为了达到目的，霍光的夫人显以提拔淳于衍的丈夫为饵，利诱淳于衍，要她毒杀许皇后。淳于衍便在御医给生产后的许皇后所开的补药里，暗中加了毒性很强的附子（含有毒害心脏的乌头碱）。结果许皇后中毒身亡，霍成君被封为皇后。

南宋御医王继先深得宋高宗的宠信，被授予荣州防御使的官职。王继先位高权重，和丞相秦桧为心腹之交，他因此恃势凌人，而致飞扬跋扈，毫无忌惮，有失医者应有的谦逊德行。后来他被侍御史杜莘老以十大罪状弹劾罢废。其实秦桧和他交好是怀有政治目的的。秦桧为了保持自己的权力，让妻子与王继先结为兄妹，利用王继先的专业特权以及得宠于皇上来窃探宫中隐秘，以便监视、挟制高宗的一切行动。

其实，太医并不好当。他们因专业之便，能接近皇上以及他身边的人，就知道了很多有关皇上及身边人健康状况的消息。处在一个争权夺利、钩心斗角的环境里，就算他们不愿意参与这些权力斗争，政治还是会找上他们，把他们卷入漩涡里。毕竟，皇上的病情一旦泄露出去，很可能就会触发一场"宫廷争霸战"！

现代医者都上过医学伦理课程，而且在入行前都有进行遵守医生行为操守准则的宣誓，其中包括：医生有责任保守病人的秘密，不得外泄，否则会被监管医生专业行为的医务理事会处罚。在古代，不知道皇帝是否会在病愈后把太医杀死，以防秘密泄露。因为只有死人才不会讲话。可惜史册也少有记载"灭口"之事。

读过《三国演义》这部历史小说，我认为汉献帝的太医吉平不应该参与政治斗争，越过他的专业范围，做出一个医师所不应做的事情。为协助年轻的汉献帝谋杀夺权的丞相曹操，吉平利用职权以及医学知识，暗中在药里落毒，要置曹操于死地。谁知阴谋泄露，曹操以"君有疾饮药，臣先尝之"的规例，要吉太医先尝服所开的药。结果吉平被曹囚禁。吉平拒绝供出主谋及同谋，受尽折磨，被割掉舌头、砍掉手指，后撞阶自杀。

曹操也因此有了借口去戮杀一大批忠于献帝的臣子。

吉太医这样的做法，是出于对皇上的一片忠肝义胆。也许当时的人只知忠君爱国，把君与国视为一体，所以谋杀曹操，是君命不可违。

以上提到的女御医淳于衍和吉太医的所作所为，都是为医者所不容的。不管是什么理由，利用专业知识来谋害病人，是有违医德的！

古代医师为名为利之事也有所记载。江苏名医杜钟骏被征召进宫为光绪皇帝诊病，发现皇上病势不轻，生命垂危。他为光绪帝诊脉后，自知无能为力，还对吏部尚书陆润庠说："我此次进京，满以为能够治好皇上的病，博得微名。今天看来，徒劳无益。不求有功，只求不出差错……"试想，带着这种要出名的功利心态去行医，医德何在？

相比之下，清朝的名医徐大椿曾两度奉诏赴京，虽然获得乾隆皇帝的赏识，要他留职京师，但无意当太医的他，坚辞求归隐居。清朝咸同年间的名医费伯雄，曾为销毁鸦片的民族英雄林则徐治病，又曾在道光年间两度应召入宫，先后治好皇太后的肺痈和道光皇帝的失声。虽早已声名远播，不过他淡泊名利，不屑于仕途，只悉心钻研医术，著书立说。他曾说："欲救人学医则可，欲谋利而学医则不可。"还有一位清朝名医范文甫，在他的医馆门外有一对楹联："但愿人常健，何妨我独贫。"足以表明其心志：不吝钱财，竭力为病人服务。这体现了他高尚的医德医风。人人称颂的三国名医华佗亦曾说过："耻以医见业。"（《后汉书·方术列传》）他曾拒绝当时魏国丞相和太尉所邀，到朝廷当御医。

这些高风亮节的医师，才是医业的楷模。

无论如何，以为当上太医就可以一登龙门，身价百倍，加官进禄，安享荣华富贵，这不应该是一个医者所应有的人生目标。

不愿看病的太医

说到医患关系，它是以医疗专业为基础，以道德为核心，在医疗活动过程中产生和发展的一种人际关系。良好的医患关系提倡医患双方互相依赖、互相信任与互相尊重。

至于医患两者的权利与义务，看起来却没有那么"公平"。病人有权利拒绝某一个医生的诊视，拒绝让医生触按、检验身体，拒绝抽血、打针甚至动手术，或是通过插入导管来进行检查、喂食，等等。有些程序甚至需要病人签同意书才能进行。

有医生同行提出这个问题：医生是否也同样有权拒绝替某些病人看病？这样是否触犯法律？需要承担什么法律后果？

医生们讨论这个问题，不是没有原因。坦白说，其中有些人的遭遇的确会令医生们感到愤愤不平，或是委屈。

相信不少医生有过碰上傲慢无礼、气势汹汹、威吓动粗、蛮不讲理的病人的不愉快经历。

记得好多年前，北美有一个当律师的妇女临盆在即，自己平时联系的医生无法去接生，只好打电话请城里的另外一名医生来，结果该医生以未与她有过医患关系为由拒绝了。

这位医生当然知道什么是扶危救伤的责任，只因惧怕万一出了不能预见的差错，如产妇伤口发炎、流血不止、感染、打针造成皮肤淤肿等状况，产妇会控告医生"专业水平不足"或"疏忽"，而要求巨额赔偿。就算诉讼得以解决，医生也会遭到精神折磨以及名誉损害。当时那位分娩在即的妇女还主动提出要签一纸"免受诉讼"的保证书，医生也不愿意前去，唯有劝她叫救护车去医院。其实，这种动辄控告医生治理不当，使医生惧怕而裹足不前的情况，在欧美是相当普遍的。

有没有古代医生不去看病的记录？司马迁《史记·扁鹊列传》有记载，战国时代的名医扁鹊曾列出他不去医治的六种病人：骄恣不论于理（傲慢放纵不讲道理的病人），比如那些依仗权势、骄横跋扈、不讲道德的人；轻身重财者（把金钱看得比生命还重要的病人）；医食不能适（食不调匀，暴饮暴食，饮食无常，不听医者的话的人）；阴阳并，藏气不定（病深不早求医的人）；形羸不能服药（身体虚弱不能服药的人）；信巫不信医（不信任医生，而相信巫师、神棍、法术的病人）。

我认为，以上"不治者"还应该包括那些去诊所好像去百货公司、超级市场购物，日日更换医生的人。过了两千多年，病人的行为似乎没有多大的改变，在今日的社会里，还可以见到这些类型的病人。

至于那些拒绝为权贵诊治，逃避进宫为帝王请脉的医生，又会有什么后果？

《史记·仓公列传》记载了秦汉名医仓公淳于意的故事。他广施人道，治病不分尊卑，享誉民间，曾多次被邀请做宫医，或做达官显贵的侍医，但他都一概拒绝，而四处游学行医，匿迹自隐，因而得罪王公贵族，遭到诬陷。官府把淳于意逮捕到长安受刑。

我们小时候所听的"二十四孝"故事里的"上书救父"，就是说仓公的女儿缇萦为了营救老父免受肉刑，前往长安向皇帝诉冤，愿意入宫为奴婢来抵赎父罪。她的孝心感动了汉文帝刘恒，不但赦免了她的父亲，并且下诏书从此废除了肉刑（脸上刺字、割去鼻子、砍掉脚趾等）。这真是一个美丽的结局：缇萦名列"二十四孝"，千古留名；汉文帝的德政亦万世流芳，永留史册！

同样不愿做侍医，华佗的结局就没有仓公幸运。曹操患有头风（痛）病，华佗扎针使他的病情得以舒缓。但是清高的华佗不愿做一个形同仆役的侍医（那时曹操还是丞相，所以华佗不算是御医）。他以"去家思归""妻疾"为由，辞去侍医职务，推说回家乡找药方，一去不返。曹操旧病复发，多次去信催归，又派官吏去催，华佗却推说妻子病重，不肯回来。曹操为此大为愤怒，派专人到华佗家乡调查，查出实情后，将他逮捕治罪。华佗的确是犯了欺"君"罪以及不服从征召罪，曹操一怒之下将华佗关到牢里，后华佗在牢中死去。一个不肯为位高权重、挟天子以令天下的权臣治病的"太医"，竟然赔上了一条命，实在可悲！（至于华佗要剖开曹操的头颅施行手术治病，曹操以为华佗有意谋害他，一怒之下，把他杀害，那只是《三国演义》的故事。）

至于对《三国志·魏志·方技传》里所记的"以医见业，意常自悔"和"佗恃能厌食事"的真正诠释，后人有所争议，并对此褒贬不一。究竟"耻以医见业"是"认为行医可耻"，还是"以侍医作为职业可耻"，有探讨之处。

不过史上仍有很多太医、御医却很幸运。他们不但不会因引退归隐而受罚，反而获赐爵禄。例如南朝梁武帝萧衍的御医陶弘景，退隐后谢绝君王"屡加礼聘"为官。梁武帝并不以为忤，凡有朝廷大事，还向他咨询，时人称他为"山中宰相"。此外，针灸家皇甫谧也拒绝晋武帝的任命，以生病为由，辞去职位。武帝还答应他向朝廷借书的请求，他获赠书后，废寝忘食地完成著作。唐朝药王孙思邈，亦无意仕途，隐居太白山，多次坚拒隋、唐二朝授予的官爵……

话说回来，我相信，大多数医生遇上紧急事件，是不会见死不救的，而是会挺身而出，义不容辞地去抢救病人，直至其病势稳定，脱离险境。

华佗耻以医见业

有读者问我："为什么你写的太医篇漏了东汉名医华佗？"

事实上，华佗不算是真正的御医或太医，他只是替曹操看病的私人医师，叫"侍医"。当时曹操的职位还是丞相，不是皇帝或君王。曹操是在216年被东汉献帝刘协册封为魏王，而华佗在208年就已死去，所以华佗不是御医，也从来没有当上御医。

历史上曾有不少关于华佗的近乎神奇的医疗事迹记载，尤其是他的外科手术和麻醉药。这位历史人物通过民间传说、小说、方志典籍被奉为医学之神。而后人多以"再世华佗"来称颂医术高明的医师。一般人以及医学从业者都尊崇华佗是一位德才兼备的医师。他不慕名利的高尚品德，记载于陈寿的《三国志·魏书·方技传》："沛相陈珪举孝廉，太尉黄琬辟，皆不就。"

多年前，河北平泉民族师范学校老师林振清和南京审计学院教授徐少锦曾分别在《历史教学》（1996年）和《道德与文明》（2004年）上发表论文，解释华佗被曹操杀害的原因，认为"华佗之死责任不全在曹操"。这两篇论文发表后，再加上一篇题为《无良神医——华佗》的文章，引起舆论哗然，有人还用恶言粗语痛骂作者。可见华佗高风亮节的形象已经深入人心，不容诋毁。

范晔《后汉书·方术列传》里记载："为人性恶，难得意，且耻以医见业，又去家思归，乃就操求还取方，因托妻疾，数期不反。操累书呼之，又敕郡县发遣，佗恃能厌事，独不肯至。"

林振清在文章中指出："华佗才气大、自负，认为荐举的官职都不大，所以才不肯接受……不愿为此小官而抛弃所喜好的医

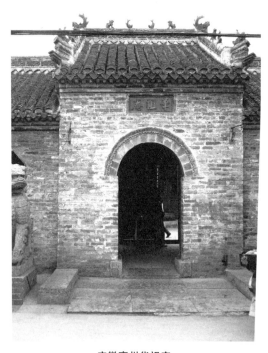

安徽亳州华祖庵

学。"林老师认为，华佗正是想利用为曹操治病的机会，以医术为手段，要挟曹操给他官爵。而徐少锦教授的文章认为，同当时大多数读书人一样，入仕做官也是华佗的人生目标，从医只是他的"业余爱好"。

两位所下的定论，实在是有点言重了，也过于武断，置死去1800多年的华佗于不仁不义之地。

华佗意在当官，时刻在寻找走上仕途的机会，果真如此？

我们可先考察华佗的年龄。他是在208年被曹操杀害。《后汉书·方术列传》记载华佗"年且百岁，而犹有壮容，时人以为仙"。那时华佗应该是个八九十岁的耄耋老人。这样的高龄，应该是退休告老还乡，和老伴共享天年的时候。此时他是否还热衷于做官，就值得人们去思考和怀疑了。

可惜华佗的生年不详，难以知道他究竟活了多少岁。有人认为他生于145年前后，估计华佗终年大约63岁，但这和"年且百岁，而犹有壮容，时人以为仙"的记载相悖。根据其他不同出生年份来假定，模糊地估计，华佗享年56岁到76岁。

至于"又去家思归，乃就操求还取方，因托妻疾，数期不反"，我的看法是，华佗之所以找借口离去，是因为不愿为曹操看病，他要摆脱、逃避曹操，而想一去不回。

把《后汉书》里"为人性恶，难得意，且耻以医见业"和前一句"曹操闻而召佗，常在左右"放在一起来分析，再对照《三国志》里"然本作士人，以医见业，意常自悔"和前文"太祖（曹操）闻而召佗，佗常在左右"，来研究事情的前因后果。显

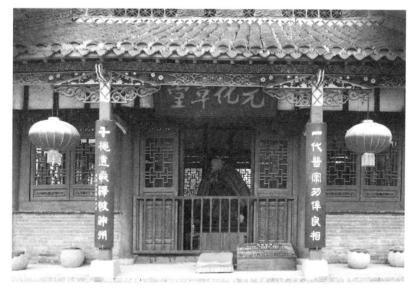

安徽亳州华佗草堂

然，华佗之"耻"和曹操的使唤有关。华佗引以为耻的，并非为"医"，而是他得要留在曹操身边为"侍医"。说华佗"恃能厌食事"（厌恶吃伺候人的饭），我相信是因为他做这份工作，身不由己，没有尊严，没有成就感，所以自然会想辞职不干了。曹操又何曾尊重、信任过悉心为他治病的人，还说："天下当无此鼠辈耶？""小人养吾病，欲以自重。"

侍医供人使唤，如同仆役，而且得要"常在左右"，听候差使。一个医者无可奈何地去当一个人的私人医生，他又如何深入民间，去看更多不同的病人？他的临床医疗经验，即使不是停滞不前，也会一落千丈。医师苦闷沮丧的心情可想而知！必会感到英雄无用武之地，郁郁不得志。华佗以当侍医为耻，发出怨言，是可以理解的。

就算是今日的医生，遇到挫折或是不如意的事情，也会产生厌倦、埋怨、后悔、失落的心理。虽然行医有苦有乐，但是做一行、厌一行的感叹是相当普遍的。

徐少锦教授认为华佗所说的"此近难济，恒事攻治，可延岁月"意思是说，这病几乎难以治好，不断地进行治疗，只不过可以延长一些寿命。这话引起很多人的错误解读，认为华佗说曹操"死期将近"，断定华佗"危言耸听，有要挟的成分在内"。

华佗虽"耻以医见业"，但是华佗临死前交给狱卒一卷书，曰："此可以活人。"他知道生命已走到尽头，还念念不忘去传授医学知识，说明他还深爱医学，何"耻"之有？可惜"吏畏法不受"，华佗也没勉强他，要了一把火把医书烧掉了，医技从此失传，可惜啊！

曹操的头风属于现代医学所说的偏头痛。

他的病不能断根，且拖了好多年。

曹操的头痛病

说到曹操，就要讲曹操的头痛病。但是究竟这位"帝王"的头痛是由什么病引起？要诊断曹操头痛的原因，就得根据史册所载进行推断，而不是依据小说。

我查阅过不同的资料，发现里面对曹操的头痛说法不一。

归纳一下这些资料，关于曹操长期头痛（所记载叫"头风"）的病症推断有偏头痛、三叉神经痛、脑肿瘤，甚至是脑血管畸形等。

曹操之所以被认为有那么多不同类型的头痛，就是因为很多人没有先认清资料究竟是来自历史还是小说。我认为，有很多人都依据元末明初作家罗贯中《三国演义》里的资料去解读曹操的头痛原因，反而较少参考正史，比如西晋史家陈寿的《三国志》，而且常常把《三国志》和《三国演义》混为一谈。要知道，《三国演义》只是小说，不是历史，很多学者已经有论著指出，《三国演义》里面好些情节是虚构的，但它在民间的影响力却远超正史，使很多人对三国时代的知识，是来自《三国演义》，而非正史。

至于曹操的头痛是什么病，我们只能根据《三国志》所写进行分析推断，不能用《三国演义》为依据，它只不过是小说故事，无需当真，不过可以把它当成是医科学生的病例研讨习作题来看待。

《三国志》里记载："太祖闻而召佗，佗常在左右。太祖苦头风，每发，心乱目眩，佗针鬲，随手而差。"

根据有限的资料，曹操的头风属于现代医学所说的偏头痛。他的病不能断根，且拖了好多年。华佗多次为他针扎穴位，效果很好，但病情只能获得一时缓解。台湾林口长庚医院神经内科主任朱迺欣（已退休）认为，这病"虽然会有严重的头痛，且会反复发作，却是良性的状况，不会有生命的危险，并随年龄的增加，症状会逐渐减轻"。

这位神经内科主任的演讲刊在1997年台北出版的《科学知识》（46期72-82页）里，是一篇值得参阅的文章。他认为，曹操的头痛也可能由脑瘤引起，而脑瘤以脑膜瘤的可能性最大。人脑由三层脑膜包住，外面叫硬膜，脑膜瘤就是在此长出。瘤的生长速度很慢，有时长达十多年还不会压到脑部神经而出现症状。脑瘤的症状包括头痛、抽筋、半边无力或感觉异常、言语障碍，甚至人格行为改变。不过，脑膜瘤以反复发作的头风症为表现，却是极不可能的事。至于《三国演义》第78回所说的曹操临死的时候已经双目失明，以证是脑瘤压住视神经，是不可以拿来引用的。曹操脑瘤之说大概是受了《三国演义》的影响，并以此相传

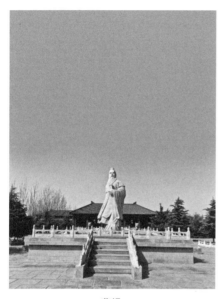

曹操

下来。

朱洒欣主任认为，曹操的头痛不像三叉神经痛，或颜面神经痛。这病痛的部位在脸的一边，像触电的痛，且一阵一阵痛，每次不超过几秒，往往在讲话、洗脸、漱口、咀嚼、吞咽等脸部动作时出现，但不会致"目眩"，也不会出现幻境。因为脸部或头部受到任何刺激都会引发三叉神经痛，让病人不敢触碰脸面或头部，更不会包头巾……因此，三叉神经痛这一推断可以在鉴别诊断病例里"除名"！

朱主任认为，曹操也不是患了紧张型头痛。因为这病一般不会痛得很厉害，也不会让人"心乱目眩"，甚至出现幻境，更不会让人因头痛而丧命。

从记载知道，曹操的头风病从建安五年持续到他去世的建安二十五年，病程长达20年。中年以后，他的头风病日益严重。根据这一表现，我猜测曹操除了"偏头痛"外，他的头颅内可能进一步出现了颅内占位性病变，病灶的可能包括：脑肿瘤、脑血肿、脑血管病变，甚至是囊肿，如吃了未煮熟、内有寄生绦虫的猪肉，霉菌球，脑脓肿，等等。

朱主任推测，曹操的"头风"是脑血管畸形所致，因为曹操的头风病不大像原发性偏头痛，反而像脑血管畸形引起的偏头痛。我想，他讲的是一种先天的颅内脑动脉瘤，叫"浆果状动脉瘤"。其临床症状、临床进展和严重的后果，与曹操的病情有很多相符之处，但是由于资料不全，只能说曹操的头风病最有可能是由脑血管畸型引起，最后也因脑血管破裂，导致脑出血，很快地与世长辞。只不过这急病的发作年龄通常比较年轻，而曹操死时已是66岁！

我揣测，曹操可能患有慢性硬膜下血肿。原因是，他南征北伐、戎马一生，在战场上坠马受伤，伤及头部，致颅内出血积瘀是不足为奇的事，只不过他可能伤后症状微轻，或受伤时间已久，忽略了头部曾经受伤。随着年龄增长，人脑组织逐渐萎缩，更容易发生硬膜下出血、积瘀血，进而形成血肿，成为血瘤。而这一临床症状与脑瘤无异。

至于《三国演义》里提到，华佗建议曹操进行"开脑手术"，虽是虚构的小说情节，但我们也可以讨论一下这手术施行的可能性。

《三国演义》里的情形是：曹操有了急症，连夜去请华佗来看病。华佗很快诊断出，曹操脑袋里有"风涎"，要用利斧砍开其脑袋，取出风涎。

《三国演义》里，华佗说："大王头脑疼痛，因患风而起。病根在脑袋中，风涎不能出……某有一法，先饮麻肺汤，然后用利斧砍开脑袋，取出风涎，方可除根。"究竟"风涎"是什么？

有人解说是脑肿瘤。"涎"字从水，但是肿瘤是一个固体实心的组织，为什么说是"风涎"呢"？我倒认为"风涎"可能是瘀血，不是肿瘤。这一点，我在前文已做解释。

那"麻肺汤"又是何物？其实，"麻肺汤"的原型是"麻沸散"（见于《后汉书·华佗传》），能让人"醉无所觉"，可惜这一处方已失传。

假如"麻肺汤"有效，那么华佗是否能用利斧砍开曹操脑袋，治好他的"头风"呢？我认为可能性不大。试想在1800多年前，当时的解剖学、生理学、微生物学的水平既不高，又没有先进科技如电脑断层扫描成像（CAT scan）或磁场共振成像（MRI），用利斧砍开头颅，就算能够把脑膜下的瘀血抽出，但那时还没有发现抗生素，手术也不是在无菌环境下进行的，病人很可能会死于感染。

其实华佗从来没有给关羽
"刮骨疗毒"，治理伤口。

关羽中箭

提到华佗，人们就会想到他曾经为关公"刮骨疗毒"的故事。这故事可说是家喻户晓，是我们做小孩子时很爱听的故事。我们对于关羽的英勇气概、华佗的高明医术，深感钦佩。

行医之后，知道这"刮骨疗毒"的故事也很管用。有一次给一个8岁孩子的伤口缝针时，对他讲了"刮骨疗毒"的故事。小孩听得津津有味，一针一针缝下去也没有大声喊痛，事后我还称赞他一番，说他像关公一样勇敢。

还有一次，替一个老人家清洗足部溃烂的伤口，又搬出这法宝，去谈"刮骨疗毒"的故事。谁知道遇上了一个"三国通"，给我上了一堂"三国课"。他跟我大谈关羽，兴致勃勃，告诉我关羽曾多次中箭，是谁射中他，是哪一边手臂先中箭，他都了如指掌，如数家珍，一时也忘了伤口痛。

但其实，华佗从来没有给关羽"刮骨疗毒"，治理伤口。记得30多年前，我读到台湾历史学者罗龙治在《中国时报》副刊发表的一篇题为《再论华佗》的文章。他引证历史，认为"为关羽疗毒之医生不是华佗"。

华佗为关羽"刮骨疗毒"的故事，出现在《三国演义》第75回。演义写的只不过是小说故事，不是历史。故事说到关羽攻打樊城时，被毒箭射中右臂。关羽不肯退兵，疮（箭伤）又不愈，他的部将为他的伤势恶化发愁，只得四方访问名医。忽然有一天，有人从江东驾小舟而来，直至寨前。部下前来报告，说医生华佗自告奋勇特来替关羽医治。《三国演义》作者罗贯中更把医疗过程写得逼真精彩，绘声绘影，像在手术现场目睹一切："佗乃下刀，割开皮肉，直至于骨，骨上已青；佗用刀刮骨，悉悉有声。""佗刮尽其毒，敷上药，以线缝之。""（华佗）坚辞不受（酬金），留药一帖，以敷疮口，辞别而去。"这故事世代相传，人人对此事深信不疑。

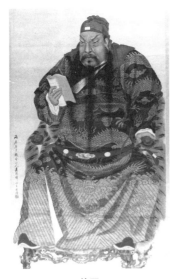

关羽

根据陈寿《三国志·关羽传》的记载，关羽于樊城攻曹仁发生在建安二十四年（219年），而"刮骨疗毒"一事没有明确的发生时间，或在攻樊城之前。那时的确是有医生替关羽医治箭伤。但这医生并不是华佗！虽然《三国志·华佗传》里记载了华佗很多的医疗病例，但偏偏就没有提到他曾为关羽治箭伤这回事。而《三国志·关羽传》里，也没有记录为关羽治病的医师姓甚名谁，书中所述也和《三国演义》有所出入："羽尝为流矢所中，贯其左臂，后创虽愈，每至阴雨，骨常疼痛。医曰：'矢镞有毒，毒入于骨，当破臂作创，刮骨去毒，然后此患乃除耳。'羽便伸臂令医劈之。时羽适请诸将饮食相对，臂血流离，盈于盘器，而羽割炙引酒，言笑自若。"

值得留意的是，《三国演义》讲的是华佗前来为关羽未能痊愈的右臂"刮骨疗毒"，但《三国志》记录的是医师为关羽那已经痊愈、但在阴雨时还在痛的左臂治疗。那么，究竟箭伤是在左臂还是右臂？

无论如何，当时已有医师能够进行这样的手术。

用现代医生的眼光来看"刮骨疗毒"，以及《三国志》的医师所述："矢镞有毒，毒入于骨，当破臂作创，刮骨去毒，然后此患乃除耳。"相信关羽的伤口是受到细菌感染，而造成上臂肱骨发炎或是骨髓炎，应该是属于慢性骨头发炎，需要进行直视（开放）外科手术，把骨炎部分的脓液抽出（引流法，），灌洗患处，并把浸泡在脓液中的死骨（片）摘除。这叫死骨切除术，而不是用刀刮骨头去毒。如果刮骨"悉悉有声"这样用力去刮，会损害骨的表层很薄的骨膜，是会弄巧成拙的。

把脓液抽出，灌洗患处，以及把死骨（片）摘除的同时，医生也会使用抗生素来消灭细菌，控制感染。

不过古代还没有发现抗生素，那些因细菌感染所导致的伤口发炎，往往就是致命伤。甚至在上一两个世纪，无数在战场上受伤的战士，不是死于枪炮，而是因为伤口发炎而丧命。直到1928

年英国医生弗莱明（Alexander Fleming，1881—1955）无意间发现盘尼西林（青霉素）。这种物质能对细菌产生抑制作用。这惊天动地的医学发现，从此活人无数，惠泽人类。关羽能够侥幸活下来，应该是本身有很强的免疫力，而那位为他"刮骨疗毒"的军医，的确要记上一大功！

扁鹊换心

一位外科医生问我，有人告诉他中国古代名医扁鹊（前
407—前311）是心脏移植的开山鼻祖，此话是否真的？对于扁鹊
是世上做换心手术的第一人，我早存有疑问。扁鹊是公元前的历
史人物，难道2000多年前的外科手术真的先进到如此地步？

为此我翻阅一些资料，发现换心此事有古书籍记载，连英文
版的《维基百科》也提及《列子》中有换心故事。

在《列子·汤问篇》里记录有关扁鹊为病人开胸换心的
故事。

鲁公扈、赵齐婴二人有疾，同请扁鹊求治。扁鹊治之。既
同愈。谓公扈、齐婴曰："汝曩之所疾，自外而干府藏者，固药
石之所已。今有偕生之疾，与体偕长，今为汝攻之，何如？"二
人曰："愿先闻其验。"扁鹊谓公扈曰："汝志强而气弱，故足
于谋而寡于断。齐婴志弱而气强，故少于虑而伤于专。若换汝之
心，则均于善矣。"扁鹊遂饮二人毒酒，迷死三日，剖胸探心，
易而置之；投以神药，既悟如初。二人辞归。于是公扈反齐婴之

室，而有其妻子，妻子弗识。齐婴亦反公扈之室，有其妻子，妻子亦弗识。二室因相与讼，求辨于扁鹊。扁鹊辨其所由，讼乃已。

意思是：当年鲁国的公扈和赵国的齐婴同时生病，都去请扁鹊替他们治病。扁鹊认为，他们之间，其中一人自我意志坚强，但勇气不足，因此足智多谋，但优柔寡断；另一人自我意志弱，有勇气，因此不善于出谋策划，遇事独断专行。如果将二人的心交换，那两人就很完美了。二人同意如此做法，扁鹊先让他们喝下麻醉药酒，开胸取出二人心脏，相互交换后，放回各自的胸腔，然后把伤口敷上神药。两人昏迷了三天后醒来，就各自回家。

没料到，当他们各自回到家里，双方的妻儿都不认识回家的人，还引起一场官司。后来经扁鹊解释换心事由后，真相大白，事情才得以平息。而扁鹊高明的医术不胫而走！但是西汉景帝时期出生的司马迁所著《史记》中，虽有记载扁鹊的事迹，却没有

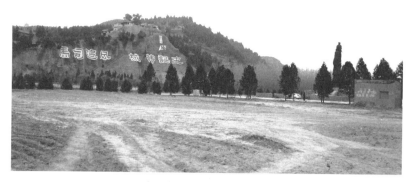

陕西韩城司马迁墓祠的山岗

提到他替人换心一事。

我们很难想象，2000年前的医学究竟发达到什么地步？别说古代没有微生物学，还没有发现抗生素，对治疗手术后的感染没有特效药。而且古人对人体解剖学、生理学的认识有限，说那时的麻醉水平可以令病人昏迷三天，苏醒后安然回家，简直是神话！我们都知道器官移植的最大难题是移植的器官组织必须能相配，才能够避免排斥作用，而不是靠手术技巧。没有抗排斥药物，病人也很难活得长久。

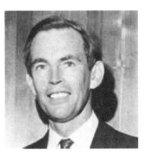

巴纳德医生

我所知道的事实是：世界上第一个进行换心脏手术的医生，不是扁鹊，而是生于2000多年后的南非医生巴纳德（Christiaan Neethling Barnard，1922—2001）。我读过他的自传《一个生命》（One Life），记录他在1967年12月3日在南非的Groote Schuur Hospital，为末期心脏衰竭的病人沃什坎斯基（Louis Washkansky）牙医进行9小时的手术，把一个在车祸中严重受伤的戴维（Denise Darvall）女士的心脏移植到他的身体里。

一夜之间，这突破性的医学创举消息传遍全球，轰动整个世界，也带给患严重心脏病的病人新的希望。虽然沃什坎斯基只活了18天，不过以后的心脏移植病人都因为有了这医疗法而能够活上好多年，目前的5年存活率在70%以上。

到目前为止[①]，活得最长的心脏移植者是美国的Tony

---

① 指此文最初发表时。Tony Huesman和下文的"新加坡人"都在术后活了31年。

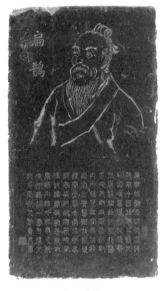

太医扁鹊

Huesman，至今已经29年。有一位在1985年接受过心脏移植的新加坡人，至今仍健在。

扁鹊能够做心脏移植是难以置信的事。2000多年前古人对于解剖和生理学认识不够，认为心脏是思维的中心，控制着思考、情绪、记忆，以及聪明才智等功能。所以才有以下词句出现：我的心在估计，我的心在想念你，我的心里头很气，心狠手辣，心胸狭窄……

问一问那些接受过心脏移植的人，他们接受了别人的心脏是否因此而性情大变，人格行为有异？接受器官的人是否将原器官所有人的思想、记忆、情感都一一移植过去？这些事实能够证明真正控制着思考、情绪、记忆等功能的是人类的大脑。

古人编出这个神话故事的原因有二：

一是古代的人有丰富的想象力，想到把别人的聪明智慧移到自己的心去（其实是脑袋），来补自己的不足或缺陷。那是多么美妙的事！故此用了神乎其技、家喻户晓、人人敬仰的医者扁鹊的名义，用换心术来取长补短，掇菁撷华，让自己更臻完美。这种做法有点像武侠小说里的"移魂大法"。其实，懂得生理学的都知道，真正需要移植的不是心脏，而是脑袋！

中国人世世代代传承"嫦娥奔月"的故事，希望有朝一日能够实现飞天的梦想，登上称为"广寒宫"的月亮。连扁鹊都有特异功能，能"视见垣一方人"（能够看见墙另一边的人），在诊视别人的疾病时"尽见五脏症结"（能看到病人五脏内所有的病症），相信这也是古人的梦想，希望能够把人体内的五脏六腑看透。其实这些故事给予我们的启示是——只要有梦，梦是会成真的。可不是吗？而今我们有了X光、电脑断层扫描成像、磁场共振成像，心脏移植、人类登陆月球的梦也相继实现。

二是通过这些神话故事所含的寓意，反映和批评当时的政局。暗示人无完人，领导们要有设身处地、易位思维的处事态度。要知道，在封建时代，胆敢批评统治者、当权者是犯上，大逆不道，可能招致杀身灭族之祸。人们为了保身，不敢直言不讳，只能通过寓言、神话来隐喻。

所以，《列子》的换心故事，只能当作是神话传奇故事，不可以列入中国医学史册。

这些记录都指出，秦始皇是因病而死的，
不是被谋害死亡的。

秦始皇的死因

最后的旅程

山东省最东北的成山头，是中国大陆最早看见海上日出的地方，被誉为"亚细亚太阳启升的地方"。那里的广场还竖立起"看中国第一太阳"的石碑。那里也是全中国唯一一座纪念这位"千古一帝"秦始皇（前259—前210年）的庙宇的所在地。

史书记载，秦始皇三十七年（前210年）十月，秦始皇率领小儿子胡亥、左丞相李斯、上卿蒙毅以及随从文武百官，西出都城咸阳，开始他的第五次出巡。这次的旅程长达9个月。当始皇帝车马行至成山头时，秦始皇称该地为"仙境，天尽头"。

这次秦始皇东巡，来到天尽头，他的目的是追求长生不老的药物。不过他所始料不及的是，他的长生之梦行将幻灭。这次他不但来到天尽头，也行到生命的尽头，死在回京的途中。他离开成山头后往西行，途经平原津（今山东平原西南）时就病重不起，但是御驾还继续前行，到了七月丙寅这一天，秦始皇在沙丘平台（今河北广宗西北）驾崩，享年49岁。《史记》的记录只有寥寥12个字：七月丙寅，始皇崩于沙丘平台。

2000多年前，没有飞机，没有机动车辆，没有柏油路或高速公路，一路上走在颠簸不平的路上的秦始皇，肯定劳累不堪。

至于秦始皇是怎样死去的，河南大学王立群教授在他2008年的著作——《王立群读〈史记〉之秦始皇》有详细分析：谋杀说和病死说。

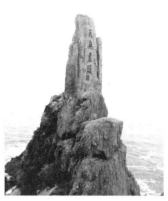

"天无尽头"巨石

秦始皇的死因

阅读历史的人知道，凡是帝王的死因，大多离不开被谋害或谋杀的嫌疑，也说明了历朝历代宫廷一直上演着钩心斗角的名利权的激烈争斗。除此之外，就是帝王因为妃嫔众多，旦夕干戈，掏空了身子，透支生命，死于色欲过度！

秦始皇被谋杀之说是悬揣他可能被宠臣赵高所谋害。赵高是主持机要办公事务的中车府令兼任行符玺事（职掌传达皇帝命令的"玺"和调兵的凭证"符"）。不过谋杀说的证据薄弱。至于中国现代剧作家、历史学家、作家郭沫若所写的历史小说《秦始皇之死》，也只不过是一种推测，并没有文献、文物佐证。无论如何，他写的只不过是小说，不能认真当作史实或正史。他曾写道："……癫痫病发作，后脑撞到了青铜冰鉴上（冰鉴是古代

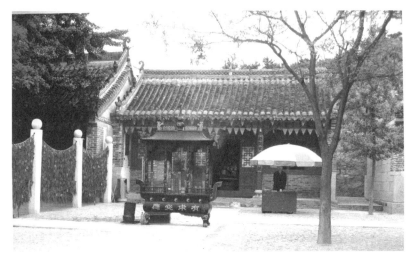

秦始皇庙

器皿，把冰置放其中来冷藏食物），加剧了脑膜炎并发，陷入昏迷……"也不可尽信，史书好像也没有记载此事。个人根据病理学推测，秦始皇并不是癫痫病发作，而是因严重中暑，导致抽搐和昏迷。至于说是脑膜炎并发，不知道2000多年前，会有人知道"脑膜炎"这病理名词吗？说"……后来由于政务繁重，引发脑膜炎和癫痫等病症……"更是不合乎逻辑！郭老还写到秦始皇死后被发现，"……右耳流着黑血，右耳孔内有一根寸长的铁钉……"更令人觉得不靠谱。究竟那根铁钉是谁插进去的？我不知道郭老是不是受到南宋法医学家宋慈（1186—1249）所编的《洗冤集录》里头"要仔细看验体内，怕有铁钉或其它东西在内"的影响而做此揣测。

而其他流传民间的故事，多是以讹传讹，更是令人难以相

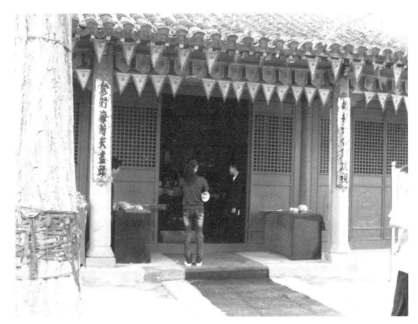

秦始皇殿

信的。

我个人认同王教授的病死说。其实在《史记》里，就有关于"病"这个字的记载："上病甚益……"（《史记·秦始皇本纪》）；"……始皇帝至沙丘，病甚……"（《史记·李斯列传》）。王教授解释："中国古代文献的'病'与现代汉语中的'病'概念不一样，一般较轻的病古代文献只称'疾'，只有重病才称'病'……"

这些记录都指出，秦始皇是因病而死的，不是被谋害死亡的。至于秦始皇是死于什么病，还是一个谜。史籍也没有详细记录他患病的经过以及医疗过程。我们不妨用医学、科学常识来分析一下历史的记载和野史或传闻的可靠程度，同时推断秦始皇病死的原因。

热射病

我认为秦始皇是病死于"热射病"，就是一般人所说的严重中暑。

热射病是导致英国理查一世在12世纪圣地之战兵败的原因。近代历史上，1967年以色列与埃及的六日交战中，有2万埃及战士中暑。所以，行军出游都可能导致中暑。

秦始皇病发的时候，正值炎热的盛夏，热浪袭人，估计当时气温是非常高的，虽然他只是坐在车里（2000多年前的车里是绝对不会有空调冷气设备的），但是却得忍受长达数月的长途跋涉，鞍马劳碌，休息不足，的确很容易生病。

为什么说秦始皇是死于中暑呢？先谈人的体温控制这一生理机能。人（以及其他哺乳动物）是恒温动物。人的体温在37℃左右。人的大脑有一个区域，是人的体温调控中心，监控着体温变化情况，让体温保持恒定。这个体温调控中心还会指令皮肤出汗吸热，然后汗液蒸发，把热量带走，这是人的一种很重要的散热方式。要维持体温，就得要不停地通过皮肤把体内所产生的热量散发出去，否则就不能保持恒温状态。如果体热不能散发，在体内急速积聚，体温继续上升，就会导致热衰竭。

恒温动物有异于变温或冷血动物，如两栖动物、爬行动物，后者的体温变动受到周围气温左右。

　　除了气温高之外，还有很多因素促使秦始皇中暑。

　　第一，他所穿着的衣裳一定十分华贵，所用的衣料可能比较厚，渗透性较低，或是用了不容易散热的面料。

　　第二，为了防备被人暗杀。公元前227年，秦始皇差点被燕国太子丹派去的刺客荆轲刺死；公元前218年，秦始皇被韩国的张良与所得力士刺客在博浪沙（今河南原阳境内）狙击。为了不让别人看得到他，成为狙击者的目标，他的座驾估计是密封的（就算有窗户，也是不常打开的），让外人无法一睹始皇的庐山真面目。秦始皇制造了很多相同的车辇（座车），他乘坐其中的一辆，而且时常换乘座驾，让狙击手不知道他"匿藏"在哪一辆

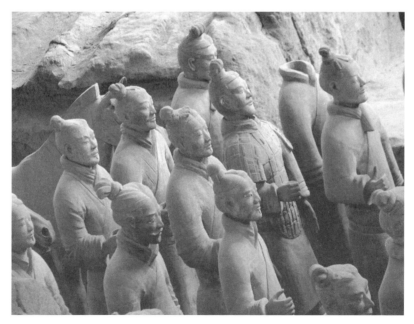

兵马俑

座驾中。

这么一来，秦始皇坐在密不透风的马车里，空气流通不足，热气难以散发出去，使得座驾里的温度上升。

秦始皇出巡时，他的车队应该是浩浩荡荡、禁备森严的。那么车子的装饰以及外形构造又是怎样的？

1979年，中国考古队在秦始皇陵寝西侧20米处发现了铜车马，有人推测秦始皇的座驾是由青铜铸造，铜很坚固，是用来制造座驾、防止袭击的最佳材料。但是铜也是很好的传热导体。这么一来，坐在通风设备甚差的车里面的秦始皇，厢内温度之高可想而知！

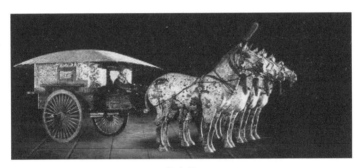

铜车马

出汗是很高效的散热方式。汗液蒸发，使得液体变成气体，可以消耗热能，令体温降低。科学计算，每蒸发1克水就可带走2.43千焦的热量（相等于0.58大卡路里）。不过，不是汗流出来了就可以马上蒸发掉。汗液能否有效地蒸发掉，还要看当时周围空气的湿度。当相对湿度大于75%时，是没法有效地蒸发汗液的。除此之外，流通或流动的空气（风）也会把蒸发出的热量带走。如果周围温度很高，又没有风吹，甚至被猛烈的阳光直接照射身体，体热就没法有效地散发，就会出现中暑或热损伤病了。

中暑的程度

学过急救或护理的人，都知道中暑的程度有轻重差异之分。

中暑大致上可分为以下四类：

（1）热（中暑）晕厥；

（2）热（中暑）衰竭；

（3）热（中暑）痉挛；

（4）热射病。

目前全球还没有一致认同的中暑定义，也没有证据显示，轻微的热损伤病如热晕厥、热痉挛，如果没有及时治疗的话，是否会演变成严重结果。但是热衰竭是有可能演变成热射病的。

一般来说，轻度中暑，只要到阴凉、通风的地方（最好有冷气设备），脱掉衣服，略为休息一会儿，喝冷饮（含盐但不含有酒精），身体就能很快恢复过来。

中暑致死的病理

中暑的症状有冒汗，烦躁不安，呼吸短促，心跳加速，头晕，头疼，疲倦，身体虚弱乏力，肌肉痉挛（抽筋），恶心，呕吐等。

如果对中暑没有及时治疗，就会出现更严重的后果。这时身体的调控中心出现障碍，身体不再出汗，皮肤干燥灼热。在这种情况下，体温会在短短的十几分钟内，急速上升，高达40℃，甚至更高，这时患者会神志模糊或昏迷，混乱不清，抽搐，不省人事。这就是医学上称的热射病。如果再不及时救治，情况会进一步恶化，导致弥散性血管内凝血（disseminated intravascular coagulation，DIC），这时内脏器官受到损害，如急性肾衰竭，呼吸窘迫，肝功能衰竭，肠道缺血，等等，临床学称为"多器官功能障碍综合征"（multiple organ dysfunction syndrome，MODS），最后会导致死亡。

所谓弥散性血管内凝血，是因为细胞（壁）受到高热损伤（毒害），产生某些致病因子，使凝血因子或是血小板被激活，大量促凝物质入血，从而引起一个以凝血功能失常为主要特征的病理过程，主要临床表现为出血、休克、器官功能障碍和溶血性贫血。它是许多疾病发展过程中出现的一种严重病理状态，是一种获得性出血性综合征。

所以，估计秦始皇是因严重中暑，导致弥散性血管内凝血（DIC），以致多器官功能障碍综合征（MODS），最后导致死亡。

DIC的预后或后果极为严重。有了这样的状况，非得马上进入医院，接受加护治疗，监察心脏、呼吸功能，以及接受如输血或血浆、制止出血等等治疗。

那么轻微的热损伤又如何救护呢？如果出现热射病症状，应马上送去医院，与此同时，要把患者转移到阴凉地方，并采取措施立即让体温降下来，例如用凉水浸泡患者，用水龙头朝患者冲凉水，或者用浸了凉水的海绵、毛巾给患者抹身体。不过应避免用太冷的水，如果冷到让患者寒战，反而会增加其体热产生。

还应为患者补充失去的液体来恢复血液循环和正常血压，确保肾脏有足够的血液循环，不使肾脏因缺血受损，导致肾衰竭。但是要避免过量输液，加重心脏负荷，以致引起心脏衰竭以及急性肺水肿。

至于服用药物来降温，包括一般的退烧药，是不能起加快降温作用的，无须考虑使用。

预防胜于治疗。在炎热的天气，要采取一些措施预防中暑，如多喝水（不要口渴了才去喝），减少运动，少穿衣服，避免阳光直接照射，在阳光下活动要涂防晒霜等。在周围温度接近体温时，风扇已起不到预防中暑的作用，最好的办法还是使用空调。

有理由相信，辛追夫人生前是个长期糖尿病患者。

马王堆女尸有糖尿病？

知道谁是辛追夫人的人并不多，但是说到长沙马王堆女尸就有很多人知晓，很多人还和她"见过一面"呢！

1972年4月，中国的考古团在湖南长沙东郊马王堆，发掘出距今2100年的古墓穴，里面还有一具在地底下沉睡了2100年的女尸。和她随葬的还有大量和历史、地质、天文、星象、纺织、服饰、冶金、工艺、食品、音律、计量等有关的古代科技产品或其他文物。这些发现，震惊了整个世界。

考古学家和历史学家经过研究墓室里所发现的一颗印章，证明女尸是西汉文帝时期（前179—前157）的辛追夫人。汉文帝刘恒是汉高祖刘邦的第四子。辛追夫人的丈夫轪侯利苍当时被刘邦委任为异姓诸侯国——长沙国的丞相。

和埃及的木乃伊干尸不同，马王堆女尸是一具没有腐化的湿尸。2000多年来，尸体并没有多大的变化，没有高度腐烂，故此病理学医生能够解剖这具湿尸。医学人士认为这死于公元前168年的女尸是保留了2000多年的最珍贵的病理学标本。根据她的解

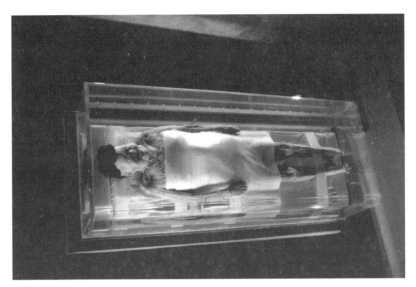

湖南省博物馆内2100年前的女尸

剖报告，这位养尊处优的利苍夫人辛追生前可谓百病缠身。她患有胆结石、腰椎间盘脱出症、肺结核，也曾有过右前臂骨折，以及感染了蛲虫病、鞭虫病和血吸虫病。这些寄生虫病，也反映了当时长沙的公共卫生以及食水环境条件。更严重的是辛追夫人还患有全身性动脉（包括冠状动脉）粥样硬化症，有70%的主动脉堵塞。就是这急性"冠心病"（心脏病爆发）导致她猝死，死时才54岁。这项病理发现，显示被视为20世纪"文明病"的动脉硬化、心脏病早已存在于2000多年前。

从解剖病理报告，我们知道辛追夫人有全身性动脉（包括冠状动脉）粥样硬化症。追根究底，这种血管病理变化是怎样得来的？有人说是老化过程，有人说是不当饮食，过度营养，摄取过多高脂肪食物，导致高血脂、高血压、过肥，以及精神压力等所引起。

我们知道，血管病，尤其是全身性的血管病是糖尿病的并发症。动脉血管壁因此变硬，再加上黏附在血管壁的粥样斑块，造成动脉狭窄，阻塞血流供应氧气、营养液到身体其他组织如心肌、脑、肾脏、四肢等。有理由相信，辛追夫人生前是个长期糖尿病患者。

为什么说是糖尿病呢？糖尿病是一种高血糖的慢性病。糖尿病之所以严重，是由于体内的血管长期受到高血糖的影响，导致身体内器官的血管、血管壁受到破坏和阻塞，这些进行性的病变，会造成视网膜血管出血，导致失明；肾脏受到损坏，出现微白蛋白尿，导致肾脏衰竭，需要洗肾换肾；心脏动脉栓塞，导致心脏病暴发或猝死；神经纤维受损，使得触觉衰退；脑血管阻塞，引发中风；如果下肢血管阻塞，伤口溃烂难以愈合，引起严重的感染，会有生命危险，可能还需要截肢；此外还有阳萎等严重并发症。患糖尿病的日子越长（尤其是没有善加控制血糖），并发症的概率和风险越高。

糖尿病是由于种种原因使身体出现了代谢障碍或紊乱而引起的一连串病变，用今天的医学术语，是现代人所谓的代谢综合征。高血糖和全身性血管病变的病理变化和机制属于学术性理论，这里不详细讨论。总的来说，糖尿病和血管病是息息相关的。糖尿病病人除了有高血糖之外，通常也同时患有高血压、脂质代谢障碍（如高血脂、高胆固醇），这样更加剧血管损害。

辛追夫人也许患上了代谢综合征。当然，2000多年前的古人，是没有代谢综合征这种概念的。代谢综合征有很多不同的定义，不过都大同小异。早在1920年左右，瑞典医生凯林（Kylin）就观察到高血压、高血糖和痛风如影随形出现在同一个病人身上，后来又有医生发现糖尿病和胰岛素抵抗性有密切关系，也就是说，当身体组织、细胞不能对胰岛素产生应有的反应，会引起高血糖。

1998年，世界卫生组织（WHO）对代谢综合征所下的定义是：糖尿病加上肥胖（尤其是"大肚腩"），异常脂质代谢如三酸甘油酯过高或是高密度脂蛋白胆固醇过低，血压高于140/90，以及尿液含有微白蛋白。代谢综合征的病因仍然不尽明朗，病理也相当复杂，可能和缺乏运动、惯于静坐、老化，以及遗传基因等有关。

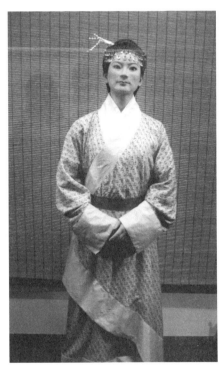

通过电脑还原的辛追夫人蜡像

可惜2000多年前的医学水平，不可能以科技方法来证实辛追夫人是糖尿病患者，也没有技术测定她是否患有今日文明社会的"三高"——高血压、高血糖、高血脂，甚至高尿酸等。

根据近年来的一些数字，有10%～25%的亚洲人口患有代谢综合征。这些人面临糖尿病以及心血管病的风险，不严加控制会使寿命缩短，影响生活品质。

尸体解剖还证实辛追夫人患有胆结石。胆石多数是由胆囊内胆汁所含的胆固醇形成。但是，高血脂并不一定会有胆石。不过三酸甘油酯高的人较多患有胆石病。胆结石也是动脉粥样硬化症的高风险因素之一。

利苍夫人辛追身体里发现有血吸虫的虫卵，
证明她生前有被这寄生虫感染。

由马王堆女尸谈到血吸虫病

读过了长沙马王堆女尸的剖解病理报告，知道这死于公元前168年的女尸利苍夫人辛追生前百病缠身。除了患有全身性动脉（包括冠状动脉）粥样硬化症之外，她还患有胆结石、腰椎间盘脱出症、肺结核、骨折，而且她体内还有很多种寄生虫如蛲虫、鞭虫和血吸虫。

利苍夫人辛追身体里发现有血吸虫的虫卵，证明她生前有被这种寄生虫感染。这不是一个单独的病例。利苍夫人辛追出土后的3年（1975），在当时湖北省的江陵县也发现一具男古尸。从他的口腔中所含刻有篆体"遂"的一颗玉印，以及墓内竹简记载，他名字叫"遂"，是江陵西乡市阳里人，下葬于公元前167年。考古发现，遂的爵位为五大夫，算是个县官品级。

经过尸体解剖，在遂的身上也发现有血吸虫的虫卵。说明血吸虫这种寄生虫病已经存在好几千年。除了湖南和湖北外，它的踪迹遍布中国南方各省份，出现在长江流域一带，为害该地的居民。还有一些报告记载，在保存3000年之久的埃及木乃伊干尸上，也发现有血吸虫虫卵，可见这种寄生虫的确有很强的生命力。

为什么说它有很强的生命力呢？如果知道这些寄生虫的生活史，就会了解它能够存在3000年以上不被自然淘汰而致灭绝，消失在生物界里，实在是不简单的事情。

这种寄生虫为了繁衍，不至于绝种，就得寄居在不同的宿主身上来完成它的生命历程。首先血吸虫的卵得要随着排出的粪便，离开它的第一个宿主——受感染的患者（人）。排出的虫卵含有毛蚴，很快在淡水的环境里（湖沼、池塘）找到它的第二个宿主——钉螺（钉螺有别于体积较大的可吃的田螺）。虫卵在钉螺体内孵化成为尾蚴，然后离开这第二宿主钉螺，在水中活动，找寻新的宿主。

有钉螺、有尾蚴生活的水，叫"疫水"，人所以感染到血吸虫病，是因为在生产或生活中接触到甚至饮用疫水，如渔民、岸边生活的居民、嬉水的孩子。

尾蚴侵入人的皮肤后发育成童虫，进入肺部，最后移居肝脏，吸取红血球作为它的营养液。经过6～8周，这些发育成熟的成虫，雌雄两虫合体，定居在肠系膜静脉里，开始排出数以千百计的虫卵，在肠道与粪便混合，排出人体外，又开始新一轮的生命循环。这就是吸虫—脊椎动物—无脊椎动物（螺）的生活史。

这样的"吸虫—脊椎动物—无脊椎动物"循环生活史，竟然可以让血吸虫在这严酷的物竞天择，适者生存的条件下存在数千年，显示出它强韧的生存能力。

很多的吸虫寄生虫的生活史都是如此复杂，是我们当医科学生应考寄生虫学时深感头痛的事。就是因为有了对这些寄生虫的生活史的认识，考古学家能够推测出那位史料不多、身份尊贵的利苍夫人辛追的出身，认为她成长于湖沼地带，出身卑微贫寒。而遂是江陵人，生于斯，长于斯，接触到血吸虫的尾蚴以及受感染的机会是极大的。

血吸虫感染给人体所带来的病患是肝脏病变，早期病症有肝脓肿，晚期出现肝脏硬化、腹部积水、消化道出血、肝功能衰竭、昏迷。那些受血吸虫感染的孩子会发育不良，"侏儒"体型，同时伴有脾脏肿大、腹部鼓胀等。血吸虫给该地区的人民带来巨大灾害。20世纪的上海、湖南等地还有为数不少的居民因血

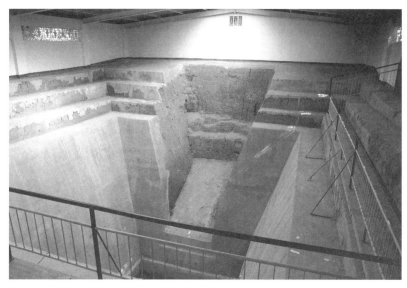

长沙马王堆汉墓

吸虫感染而死。

人类吸虫病有好多种，除了血吸虫外，还有肝吸虫病（也叫华支睾吸虫病）、肺吸虫病、姜片虫病，以及肝片吸虫病等等。这些吸虫有很相似的复杂生活史，都是需要螺类这种无脊椎动物作为它的宿主，然后又去寻找第二个宿主，如淡水鱼、虾、蟹类，以及水上植物如菱角、荸荠（马蹄）等，最后回到人类宿主身上。

说说肝吸虫病吧，这种感染和饮食习惯有关，如果吃了含有囊蚴的生鱼、刺身或烤得半熟的小鱼，肝吸虫囊蚴就会进入人体，然后在肝胆管内寄生，到了一定时间就会产卵，引发一连串并发症，如急慢性胆囊炎、胆结石等。有很多人受到感染十多年而毫无症状，不知道已被感染。但等到发现的时候，很可能有胆管阻塞，胆囊、胰腺发炎，甚至发展成为肝硬化、肝癌，一发不可收了。根据2006年的数字，广东省肝吸虫病发病率为中国之最，63个县市有肝吸虫病流行，人群肝吸虫病感染率高达5.36%，流行区肝吸虫病感染率更高达16.42%，估计全省感染总人数超过500万，感染情况在全国最为严重。

所以当地的卫生局和监管机构要求餐饮业和集体食堂进行全面卫生检查，各类淡水产品必须严格按照卫生规范进行加工，要煮熟煮透，防止生熟交叉污染。人们要避免吃未熟的鱼虾，尤其是"来历不明"、在受虫卵污染的疫水捕捉的鱼。当然预防措施如控制螺类繁衍，切断传染环节或吸虫的"生活循环"，加强卫生宣传教育工作等也是十分必要的。

病从口入，对于饮食，我们不得不加倍小心。

这些所谓长生丹药，无非是淫乐纵欲春药的代名词和体面用语。

皇帝也中毒

历史上皇帝能够安枕善终的不多，他们不少是被人下毒致死，或是自己甘愿"服毒"，毒死自己。

被人下毒毒死的皇帝不胜枚举，他们多数是宫廷斗争、皇位继承争霸战的牺牲者。例如汉朝的平帝（前9—5）传说是被岳父王莽献上的毒酒毒死。汉末质帝刘缵（138—145），这童言无忌的小娃娃，只因为叫了大将军梁冀一声"跋扈将军"，被后者毒死。西晋的白痴皇帝惠帝司马衷（259—306）传说是被东海王司马越毒死。北朝北魏献文帝拓跋弘（454—476）传说是被"养母"冯太后用毒酒鸩杀。唐朝的中宗李显（656—710）传说是被妻女韦后和安乐公主毒杀。有名的五代词家南唐李后主（937—978），就因写下《虞美人》，宋太宗不满他那句"故国不堪回首月明中"，命人在他七夕生日那天将他毒死。元朝的太宗窝阔台（1186—1241）和长子定宗由贵（1206—1248）相传也是被毒死的。

还有那些自己毒死自己的皇帝。他们长期服用含有重金属化

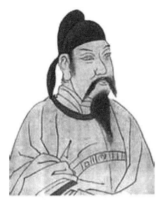

李后主

合物的丹药，导致慢性中毒而丧命。

当上了皇帝，养尊处优，天天享乐，当然想当个名副其实、长生不老又不死的万岁爷。故此很多帝王迷恋上能够令人长生不老的神丹灵药。所以秦始皇访仙求药，汉武帝炼化益寿不死丹药，唐太宗李世民服食古印度方士的长生药，宋太祖赵匡胤询问养生秘术。这些封建帝王对道家的丹术走火入魔。在明朝，先后有5位皇帝明显死于丹药：仁宗、世宗、光宗、熹宗和南明帝。清朝雍正帝也长期吃可能含有汞、铅、硒等重金属的丹药而中毒。他算是中国最后一位宠信道士、迷恋丹药的皇帝。他所吃的所谓丹药，是道士们用铅砂、硫黄、水银等天然矿物做原料，用炉鼎烧炼而成。道教认为吃了丹药可以长生不老。

丹药即丹砂，其化学成分是硫化汞（HgS），在自然界中呈红褐色，被称为辰砂、朱砂或丹砂，后来泛指"长生药"或"点金药"。有些药物如"金英丹"含有水银、砒霜（砷）。

传统医学文献中，水银（汞）是"大毒之品"，"入骨钻筋，绝阳蚀脑"。过量的或长期使用水银都会引起水银中毒。水银能破坏人的神经系统，损害脑部及消化系统，严重的甚至会破坏肾脏，造成难以补救的伤害。英文医学文献中也有很多实验报告，如用硫化汞喂食动物，查出汞可被吸收入体内，在脑、肝、肾等器官累积，造成这些器官永久性的损伤。慢性中毒会导致口部溃疡，有金属味，牙龈肥厚，容易出血，呈现蓝线，唾液增加，动作失调，过度兴奋等。

在唐朝，炼制丹药活动达到高峰，唐朝皇帝也是遭受丹药之毒最为严重的。《新旧唐书》记载，唐朝21位皇帝中，至少有11位皇帝迷恋丹药（太宗、高宗、武则天、玄宗、宪宗、穆宗、敬宗、文宗、武宗、宣宗、僖宗），而其中应该有6位死于丹药（太宗、宪宗、穆宗、敬宗、武宗和宣宗）。中国历史上被"长生药"毒死的第一个皇帝，应该算是唐太宗了。

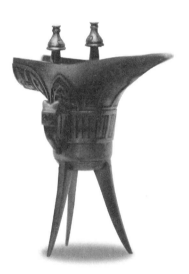

三角杯

中国古代的春药是用来增强性功能和提高性快感的药物或处方，来自道教的炼丹士。这些所谓长生丹药，无非是淫乐纵欲春药的代名词和体面用语。炼丹士们配制过很多"春药"，主要原料包括处女经血、童男精液、汞、铅和一些硫化物。这种以透支生命来兑换快感的春药，弊多于利，害处很大。

明朝服用丹药和春药最出名的皇帝恐怕非世宗朱厚熜（1507—1566）莫属。他的儿子穆宗朱载垕（1537—1572），也继承父"孽"，热衷于春药，因纵欲过度而英年早逝。

为什么明世宗因为春药而"出名"？原因是他选过很多女孩

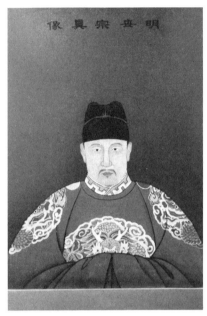

悬挂在南京阅江楼之明世宗嘉靖画像

入宫，准备用她们的经血来炼制"元性纯红丹"、长生不老丹及房中药来供他淫乐，从而导致1542年的"壬寅宫变"。不堪摧残凌辱的宫婢杨金英等乘世宗熟睡之际，企图把世宗勒死。事败后，杨金英等和几个王妃同被处死。

现在，一些成药及食品中也含有重金属化合物。如果经过药品检控处查出有关成药超过"标准规定"，这些药物就会被有关当局禁止售卖和服用。新加坡法律规定，任何人售卖或供应含过量有毒重金属，如砒霜、铜、铅和水银等药物是犯法的。一旦罪名成立，可被罚款或坐牢，或两者兼施。

自缢（上吊）大概是中国人
最常见的结束生命的方式。
和自刎相比，自缢没有刀光剑影，
没有血流涂地和恐怖死状……

帝王也自杀

能够登上皇位，成为九五之尊，位高权重，呼风唤雨，理应只是祈求长生不老，活上万岁万万岁，永享人间荣华。可是，历史上也有自寻短见、自杀身亡的帝王。

自古到今，中国共出现了559位帝王，其中当皇帝的有397人（开始于千古一帝秦始皇嬴政），成为王者的有162人。根据统计，其中有1/3的帝王死于非命，就是今天所说的"非自然死亡"，属于警方（公安）要法医验尸调查真正死亡原因的案件。所以说做皇帝是"高风险行业"，他们活在腥风血雨、刀光剑影的宫廷内，每分每秒都可能丧命。南朝刘宋，前废帝刘子业要杀只有10岁的新安王刘子鸾，听到圣旨后，后者悲愤地对左右说："愿后身不再生帝王家！"20多年后，刘宋末代皇帝顺帝刘准被杀之前，也说出了相同的话。

说到自杀的帝王，这里只举出自刎和自缢的例子，他们之死多是逼于无奈，自忖大势已去，难容于人，唯有自行了断。

史册有记录第一位以自刎方式"殉国"的皇帝，竟然是"千古一帝"秦始皇的儿子胡亥。秦始皇死后，宦官赵高把持秦政。胡亥对隐瞒真相的赵高深感不满，而本来就有篡位之心的赵高先下手为强，派女婿阎乐带领上千人，借口抓捕盗贼，直闯胡亥的行宫。胡亥自知已是穷途绝路，逼于无奈，抽剑自刎。胡亥遭此下场是罪有应得。他凶残暴政，残杀手足，在位时肆意诛杀，天下让他搞得一团糟，导致陈胜、吴广起义反秦，出现后来项羽、刘邦楚汉争霸的局面。

还有一位自刎的王公，是那位"力拔山兮气盖世"的楚霸王项羽（前232—前203）。当时项羽的军队被刘邦（前256—前195）击溃，逃到垓下（现安徽灵璧）。刘邦率领的汉军把垓下团团包围，在四周围奏起楚人的歌曲（四面楚歌），以此动摇楚军军心。在这种穷途末路的情况下，他的爱妾虞姬为了不使项羽为她牵挂，先行自尽，希望项羽振作起来，反败为胜。项羽带领军队突围到了乌江亭，亭长劝他渡过淮河，在江东自立为王，重起炉灶。但是项羽选择放弃，说："天之亡我，我何渡为！……纵江东父兄怜而王我，我何面目见之？"拔剑自刎而死，死时31岁。这段事迹记录在西汉司马迁的《史记·项羽本纪》。

西方亦有一位选择"自刎"的古罗马皇帝。公元64年，罗马城曾经发生一场大火，当时很多人认为那是穷奢极侈的尼罗皇帝（Emperor Nero，37—68）派军队干的，其目的是在那里兴建一座富丽堂皇的金宫，让自己享受。结果引起一场叛乱，叛军推翻了尼罗皇帝，逼使他自杀。这就是历史上的"暴君焚城"。"暴君焚城"的故事曾多次被搬上银幕，我念中学时曾经看过同名电影。

比起楚霸王项羽，尼罗皇帝的死窝囊得多。他自知大势已去，也知道元老院宣布他为人民公敌，群众可得而诛之。尼罗闻悉后，宁可选择自杀。可是胆怯怕死的暴君，竟然下不了手，他多次拿起匕首，却不敢往胸膛上刺，最后还是他的私人秘书帮他把匕首捅进喉咙，他死得完全没有英雄气概。据说，他临死前还发出豪语：看我这个艺术家是怎样死的！Qualis artifex pereo！（What an artist dies in me！）看来有点阿Q精神！

以自缢方式结束生命的帝王，有春秋战国时期的楚成王（？—前626），他因为立嗣招致缢死之难。这平生有所作为的成王，晚年昏庸，不听从令尹子上的劝说，立了生性凶残的儿子商臣做太子，后来成王改变主意，要把他废黜，改立公子职。商臣获悉此事，发难围攻成王，成王自知无望活命，临死要求"……请食熊蹯而死（要煮熟熊掌需要一段时间，他想借此拖延时间），不听（不获准）……"，无可奈何，唯有"自绞杀"（上吊而死）。46年前，楚成王杀掉了亲兄楚王堵敖才当上国君。难道这骨肉相残是因果报应？

还有一位以自缢方式结束自己生命的帝王，是明朝末代皇帝崇祯朱由检（1610—1644）。

很多史家认为，比起前任的皇帝，即崇祯帝的哥哥熹宗朱由校、父亲光宗朱常洛、祖父神宗朱翊钧等，崇祯帝算得上是一位好皇帝。他胸怀大志，要力挽狂澜于既倒，挽救大明江山于不败。他的气概和急切心情，感动了史学家，获得同情。生于万历

61

三十八年的朱由检，17岁当上了天子，在位17年，可惜他只活了短短的34年，壮志未酬，成了末代皇帝。当李自成攻入北京，情况万分危急之下，朱由检在早朝时亲自击鼓，召唤群臣上廷，共商对策，竟然没有一个臣子前来。朱由检知道大明气数已尽，自觉无颜见列祖列宗，遂决意自尽殉国，在煤山自缢。朱由检在自己的衣襟上留下遗言："朕凉德藐躬，上干天咎，然皆诸臣误朕。朕死无面目见祖宗，自去冠冕，以发覆面。任贼分裂，无伤百姓一人。"有记载说，崇祯帝在煤山死后多天，无人收敛，尸体已经腐烂。后来是一个叫赵一桂的人把他葬在一个先他而死的妃子墓穴里。

有人说，他的死连夺走他的江山的清人亦深受感动，把崇祯帝上吊用的老槐树称为"罪树"，还用铁链锁起来将它"治罪"。后来清朝以"帝体改葬"，下令臣民服丧三日，谥号庄烈愍皇帝，把其陵寝命名为"思陵"。当然，也有人认为清朝此举无非是想收买民心，"作秀"而已！

自缢（上吊）大概是中国人最常见的结束生命的方式。和自刎相比，自缢没有刀光剑影，没有血流涂地和恐怖死状，显得比较"文明、平静"。古人认为人死后会有来生，把残缺不全的尸体带到阴间，怕日后投胎转世会有天生缺陷，所以要保有全尸。因此，不论民间还是宫廷，自杀时会采取这种方式。

自刎是把脖子横刀一切、自我了断的结束生命方式。也许人们认为把喉咙或气管切断，人会因不能呼吸而死。其实真正的死因是利器把气管旁的颈动脉切断，导致颈动脉大出血而死。血液一旦不能回流到心脏，脑部得不到血液供应，会出现缺氧，这个人就会在5分钟内死亡。

而自缢时，颈项被绳索吊起来，当身体遽然下坠，身体的重量使颈椎骨折，或是第二和第三颈椎出现不完全脱位，让枢椎碾压到颈椎骨髓，血压会在一两秒钟内急速下降到0，让人失去知觉，脑死而亡。

自缢的死因也可能是颈动脉被绳索的死结堵塞（Occlusion），或是因为绳索压着颈动脉球，导致颈动脉窦反射作用，从而使心跳停止。

另一个解释是颈静脉被绳子束紧，血液不能够回流到脑部，引起脑水肿，导致脑缺血、脑缺氧而死。所以自缢真正的死亡原因不是窒息。

根据史料推测，汉高祖（前256—前195）、武帝（前156—前87）、隋炀帝（569—618）……可能都是因糖尿病而死的。

皇帝和糖尿病

　　糖尿病是一种常见的代谢障碍疾病，血糖（葡萄糖）升高，又从尿液中流走，所以尿里有糖。这种病和生活习惯改变，以及因不良饮食习惯、缺乏运动、肥胖、年龄等因素有着非常重要的关系。

　　糖尿病的基本病理是血管病变，包括大动脉、中动脉、主动脉、心脏冠状动脉、脑动脉、视网膜、肾动脉和肢体外周动脉等粥样硬化，引起冠心病、脑血管病、视网膜血管病，以及肾动脉硬化、肢体动脉硬化等。这些会引起心绞痛、心肌梗死，心脏病爆发、猝死等。糖尿病肾病病变会导致尿毒症，必须洗肾、换肾，脑血管病变会有中风的风险，视网膜血管病变会导致失明，下肢动脉病变会导致肢体溃烂、需要锯掉坏死的脚来挽救性命，其他有败血症或脓毒症、白内障、青光眼等多种并发症。

　　糖尿病只是病的原发主因，会伤害不同的器官。至于病人的临床表现如何，就得看是哪一个器官损坏得最严重。

　　换句话说，病人心脏病爆发，原发主因可能是糖尿病，中风、肾衰竭、失明，亦可能是糖尿病引起……病势控制不好日后会引起并发症。所以糖尿病不可怕，但它会引起全身性的病变，这才是最可怕的。所以大家应检查糖尿病，认识糖尿病，对这种病千万不可掉以轻心！

有文章说中国人认识糖尿病要比西方早2000多年。就算从药王孙思邈（581—682）算起，还是比西方早了1000年。这样的说法不太准确。

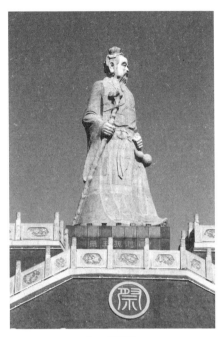

药王孙思邈

早在2世纪，希腊人阿列塔尤斯（Aretaeus，130—200）就把一种多尿、口渴及消瘦的病称为diabetes。他以为这种病是由于病人的肌肉和肌体融化了，从尿中排出。唐朝名医孙思邈的《千金要方》，以及王焘（675—755）的《外台秘要》记述："渴而饮水多，小便数……甜者，皆消渴病也。"就是说消渴病病人的尿是甜的。也许这是最早的关于糖尿病的记载。糖尿病（diabetes mellitus，拉丁文mellitus是蜜糖的意思）是在1675年才命名的。那年，英国托马斯·威廉（Thomas Willis，1621—1675）医生描述病人的尿"甜如蜜"。到了1815年，法国化学家谢富勒尔（Michel-Eugene Chevreul）才从患者尿液中证实那是葡萄糖。

糖尿病既然起码有2000年历史，而且不是罕见的病，古代的帝王是否也会患上糖尿病？"糖尿病"这个病名，是17世纪才开始采用的，史册当然不会记录"糖尿病"这名字。推断孙思邈和王焘所说的消渴病就是糖尿病（也有人认为消渴症与糖、胰岛素无关。西医所说的糖尿病根本不是中医所说的消渴症，不能特指糖尿病），当时没有血糖、尿糖的常规诊断以及葡萄糖耐量试验（Glucose Tolerance Test，GTT）和糖化血红蛋白（HbAlc）检验，所以我们只好靠推论来诊断古人是否患糖尿病。

根据史料推测，汉高帝（前256—前195）、武帝（前156—前87）、隋炀帝（569—618）……可能都是因糖尿病而死的。

汉高祖刘邦在黥布叛乱时，抱病带兵征剿，作战中受了箭伤，平叛后伤口不愈、溃烂并感染，伤势日益严重。伤口发炎，会导致化脓性感染，引起致命的败血症，而糖尿病病人的伤口是很难痊愈的。正如孙思邈和王焘所说："凡消渴病，经过百日以上者，千万不可灸刺，灸刺以后便会在伤口上漏脓不歇，遂致发生痈疽及羸瘦而死的现象……"医生亦强调提防破伤皮肉，以防化脓之祸。所以刘邦极有可能因糖尿病而死。

汉武帝是否患上糖尿病？死因又是什么？有文章说东汉名医张仲景（约150—约219）曾制"肾气丸"来治武帝的消渴症。我对此有所质疑。因为张仲景是在武帝死后约237年才出生的！不过匈奴王曾献给武帝治疗消渴病的秘方也许是真的。

武帝晚年生病，精神"恍惚不定"，且有"恐怖症"的表现。我们姑且猜想：从他的判断力和行动，他可能有糖尿病肾病病变，从而导致肾衰竭（尿毒症）。这样的病人因为脑部"中毒"（尿毒症脑病），导致思维混乱，无集中力，会出现幻觉、情绪不定、行为大变、懒散、迷惑等精神病态。

事隔2000多年，如何诊断武帝刘彻是否患有糖尿病或尿毒症？这里只能靠推理猜测。他有些失误的决策，如听信谗言，怀疑儿子戾太子夺权，又以为太子用巫蛊术来陷害自己，使他生病。结果戾太子与卫后双双自尽。

我也怀疑武帝在册立刘弗陵为太子后，下令将其生母钩弋夫人赐死的决定。原来他怕的是这娃娃皇帝"主少母壮"，日后大

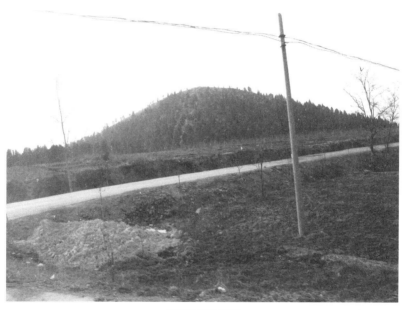

陕西汉武帝茂陵

权会旁落外家，"故不得不先去之也"。

俗语说，虎毒不食子。武帝杀害亲生儿子和当皇后的妻子，可以说是达到疯狂的程度。难道尿毒症影响到他的脑袋，使他失去理智，干下这些骇人听闻的罪行？

据历史资料记载，隋炀帝也是患了消渴病（糖尿病）。每天口干舌燥，要饮水数升，排尿数升，渐渐形枯骨立，于是下旨诏太医诊治，结果一个个有去无回，都被隋炀帝斩了。

我们有必要知道：对糖尿病切勿掉以轻心，它是个慢性杀手。我们应尽早检查出糖尿病，尽力控制糖尿病才是。

汉昭帝幼年时体格健壮、聪明伶利，做皇帝时善于纳谏，宽仁而不失果决，如果他是个患有过期妊娠后遗症的人，他能够如正常人一样去处理政事吗？

怀胎十四月而生的皇帝

小时候读过《幼学琼林》，在《老幼寿诞》篇有一段：弗陵太子，怀胎十四月而始生，老子道君，在孕八十一年而始诞。

后来又听过《封神演义》的故事，说到哪吒三太子是其母怀胎三年零六个月后才生下，所怀的是一团肉，说是仙体，当然与众不同。

传说中三皇五帝之尧帝，他妈妈也是怀孕十四个月才把他生下来！

这里不谈老子和哪吒三太子的长妊娠期，稍有生理学常识的人都知道他们的妈不可能有那么长的妊娠期。那纯属神话故事，神奇荒诞。更离谱的是老子"从肋而生，生即白首"，简直匪夷所思。

在动物界，妊娠期最长的哺乳动物是非洲大象（660天=94周），长颈鹿及犀牛的妊娠期也较长（450天=64周）。正常人的妊娠期则是266天左右。

所以，这里就有两个问题：

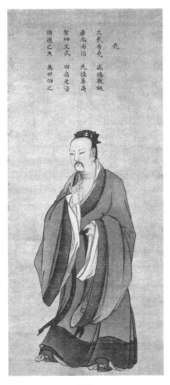

尧帝

第一，究竟史书有没有十四个月生子的记录？史书记录是否可靠？

先说史书，十四个月生子的记录的确有。这里就讨论弗陵太子。

弗陵太子是西汉的第六位皇帝昭帝（公元前94—前74），是汉武帝刘彻和钩弋夫人的儿子。根据《汉书·外戚列传》记载："任（妊）身十四月乃生，上（武帝）曰：'闻昔尧十四月而生，今钩弋亦然。'乃命其所生门曰尧母门。"

第二，怀孕十四个月才生下孩子，医学上有这样的可能吗？

医学上没有文献记载。而且怀孕十四个月后所生孩子也不可能是正常的。

人的生殖生理，从卵子受精的那一天开始计算，直到瓜熟蒂落，正常的怀孕周期是266天左右。人的正常妊娠期多数定在280天或40周，相当于十个孕月，或十个月经周期的时间（28天为一个月经周期）。明李梴《医学入门·胎前》云："气血充实，则可保十月分娩。"清朝的《妇婴新说》云："分娩之期，或早或迟……大约自受胎之日计算，应以二百八十日为准，每与第十次经期暗合也。"

正常的怀孕，多数在37～41孕周就会分娩。只要怀胎达到37周或以上的婴儿，都是足月婴儿。

如果妊娠期超过42孕周，那就是妊娠期延长，也叫过期妊娠，生下的婴儿叫过度成熟儿。

怀孕超过了42孕周（294天），很多问题就会跟着出现，这时候供应胎儿营养及氧气的胎盘日渐老化，功能开始衰退。同时羊水减少，胎儿不再增重，甚至会减轻。在分娩时，胎儿会有缺氧、脑损伤、产伤、低血糖等风险。胎儿的肺部会吸入胎粪，造成可致命的胎粪肺炎。

侥幸活下来的孩子，因为缺氧，脑细胞严重受损，很多会有脑瘫痪、残障、动作失调，智力迟钝等后遗症。所以，怀孕十四个月生子的后果是不堪设想的。但汉昭帝幼年时体格健壮、聪明伶利，做皇帝时善于纳谏，宽仁而不失果决，如果他是个患有过期妊娠后遗症的人，他能够如正常人一样去处理政事吗？

所以怀孕十四个月能安然无恙而生的说法，是不能成立的。

那么是否预产期计算出了差错呢？

怎样计算人的预产期？医学上以最后一次月经的第一天开始计算预产期，排卵发生在两次月经的中期或第14天左右，所以40周（280天）妊娠比实际卵子受精开始计算的怀孕时间要多加14天（2周）。若是妇女的月经以28天为一个月经周期，那么280天即相当于十个孕月或十个月经周期的时间，所以自古以来就有"十月怀胎"的说法。不过预产期不是一个固定的估计值，实际上分娩时间往往在预产期的1~2周前后。

预产期推算的方式是：以妊娠前末次月经第1天的日期为基数，把月数加9（或减3），日数加7，得出的年月日即为预产期。在预产期前后14天内分娩亦属正常范围。例如：最后一次的月经日期（从第一天算起）为2009年4月16日，那么预产期估计是在2010年1月23日的前后一两周。

如果孕妇习惯使用农历（阴历），那么计算预产期的方法是：在末次月经第一天加上9个月再加15天。例如：末次月经是阴历二月一日，加上9个月为十一月，再加15天是十六日，阴历十一月十六日就是预产期。

预产期计算错误的并不少见。数十年前我在妇产科实习时，好些妇女，除了用农历记她的经期外，很多人记不起末次月经在哪一天开始。有人交上一张撕下的日历纸，有些去问身边的丈夫。有时我检查新生婴儿时，身体成熟度特征往往和孕周不相符。一个以为是28周的早产婴，生下来检验结果却超过32周。

还有一个可能是怀孕时子宫颈充血，导致房事后出血；或是胚胎植入子宫内膜（也叫胚胎着床，发生在第6~12天）引起少量出血，以及先兆流产，甚至泌尿道感染等。这种出血情形，过几天后就会停止。但孕妇却错把怀孕早期出血当作是月经，导致在计算月经期时推后几个星期。

所以，"弗陵太子，怀胎十四月而始生"，把预产期推后四个月，是不大可能的。

研究历史有时候也需要医学、科学知识来帮助解答问题。河南大学文学院王立群教授，在他的《史记》讲座中讨论秦始皇的生父之谜，探讨他的生母赵姬究竟怀的是谁的孩子。是吕不韦，还是秦庄襄王异人？为此他就妊娠和预产期各事项请教过大学妇产科的人员，然后推断出：秦始皇是秦庄襄王异人的儿子。他探求真理，治学严谨，态度认真，显出学者风范，令人敬佩。

刘备果真是个巨人吗？

《三国志》说刘备身长七尺五寸……

刘备患有巨人症？

不知从什么时候开始，现代人对三国的蜀主刘备（161—223）的身高及长相产生了兴趣，他们凭着史书和《三国演义》的数行文字所记载有关刘备的容貌及长相，就断言他患了病。台湾江汉声医师所著的《名人名病——66个医学上的生命课题》，亦有提出刘备患上巨人症的说法。

有些文章除了说刘备患上巨人症，更有人说他患有一种罕见的先天遗传病，叫马凡氏综合征。

我认为这些人所做的诊断是基于很薄弱的临床证据。撇开野史和演义的描述，根据正史，陈寿的《三国志·蜀书》记载："先主……身长七尺五寸，垂手下膝，顾自见其耳……"后人就凭这几行文字，为这位蜀主做出假设，诊断出他患有巨人症。

在临床医学上，要诊断一种疾病，起码要经过"望问闻切"这四大诊断手段，再加上体液检查、造影如X光等程序，收集足够多临床证据，才能够做出较准确的诊断。所以要为古人诊病，在缺乏充分临床资料的情况下，又没有现代的诊断科技佐证，真是难上加难。

如果刘备有一些遗照、画像，起码可以凭着它去做更接近事实的诊断。这总比只是通过文字的描述"稍为"可靠。最低限度还可以通过"望"的角度及手段去诊断。但是有谁见过刘备的照片（最好是从不同角度拍摄的全身照）？刘备活着的时候，摄影技术还没有问世呢！

没有照片，那么画像又怎样？我倒看过几幅刘备的画像，不觉得他是个巨人，也不觉得比站在他身旁的随从高出许多！

现代医学对巨人症所下的定义是骨骼快速增长，尤以长骨较为明显。患有巨人症的人的身高必须远远超出正常人标准的最高

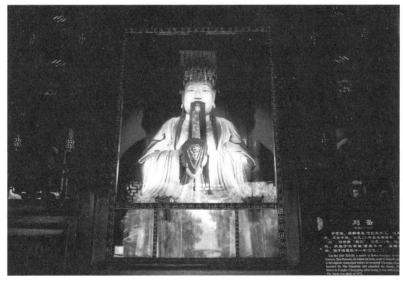

刘备

限度。这里所说的是"远远"超出，并不是指那些稍为比平常人高出一点点的高个，而是比相同年龄、性别、种族的正常人的身高标准差在百分率或百分位数值上高出许多。

其实巨人症是一种罕见的儿科疾病。主要病因是脑垂体分泌过多的生长激素（hGH）荷尔蒙或人类生长激素所引起。这些病症出现在青春期之前、骨骼还没有骨化的阶段。刘备青少年时如果有这样明显异于常人的身高，应该有其他记录记载。可惜除了说年少的刘备"家贫，贩履织席为业……" 之外，找不到其他有关他身高的资料。

如果hGH分泌过多是在青春期以后才开始，那时骨骺（长骨的两端）已经闭合了，身体不再迅速长高，只会发展成肢端肥大症，那才是属于成人的病。发病率一百万人中大约有50人。这种病导致出现骨骼粗大，面容改变，前额、颧骨、下颌骨粗大突出，牙齿稀疏，鼻宽、耳大，唇厚、舌厚而语言不清，声带宽厚而声音低沉，可能有耳鸣、耳聋等症状。如果脑垂体（前叶）的功能减低，就会出现无力、食欲减退、精神迟钝，甚至阳痿等。hGH分泌过多可能由于脑垂体肿瘤或细胞增生所致。

刘备果真是个巨人吗？《三国志》说刘备身长七尺五寸，而古时的尺寸制度和今日有所差别。东汉、三国时的一尺大约等于今天的23厘米（或说24厘米）。以此推算刘备身高大约是1.73米，比他的身高八尺的拍档孔明还矮。再和秦汉时期的楚霸王项羽（？前232—前202）的身高相比较。根据《史记·项羽本纪》："籍（项羽名籍字羽）长八尺余，力能扛鼎，才气过人，虽吴中子弟皆已惮籍矣。"所以项羽身高大约是1.84米。再看看《史记·孔子世家》记载，孔老夫子"长九尺有六寸"，西周时一尺约等于19.9厘米，推算孔夫子的身高是1.91米。刘备比他们矮多了。历史没有说这些人是"巨人"，为何偏偏选中刘备，说他是巨人，对他另眼相看？

现代医学诊断需要"鉴别诊断"，把有类似病症、病状的疾病列出，加以审核，然后排除可能性较低的疾病，才做出可能性较高的诊断。

和巨人症相似的病症（巨人症的鉴别诊断）很罕见，而且很多是先天遗传病，有50多种。这些患者的身高也只不过比常人高25~75毫米而已。例如马凡氏综合征，除了高瘦，还有明显的修长手指，叫蜘蛛指（趾）综合征。头大的脑性巨大畸形，细胞性染色体异常，有性早熟、性腺发育不足征以及先天肾上腺病等，这都是更罕见的综合征。

当然刘备有可能患上更为罕见的雌二醇反应失败的病症。雌二醇是睾丸素的一种代谢物（副产品），它促使长骨的骨骺闭合，不再增高。若是病人的骨头不能对雌二醇做出反应，骨骼就会一直不停增长，直到20多岁以后。那时病人就会高过2米了！可惜当时还不可能以高科技的验血技术去确定这诊断！

将古人和今人相比较，刘备身长七尺五寸，约等于1.73米。根据美国职业篮球NBA发表的数字，中国球员姚明身高2.26米，易建联身高2.13米，刘备与之相比更不能算是巨人了，充其量只能算是身材高大而已。

　　至于刘备是否患有罕见的"巨人症"？我们不妨拿统计数字来看看。如果每一百万人口中有50个巨人症，他患上巨人症的概率是极低的。所以只凭史册上的文字，说刘备患有"巨人症"，是近乎揣测的诊断！

如果他老人家活在今天，
整容医生肯定又多了一笔生意了。

刘备的怪相？

研究畸形学的人，凡遇到一个有异常样貌或是畸形的人，在作诊断时，会把各种异常形态综合起来考虑，看看是不是属于一种特有的先天综合征，或是一种单独存在的畸形。

罗贯中（1330—1400）《三国演义》的第一回，记载三国蜀主刘备有这些特征："生得身长七尺五寸，两耳垂肩，双手过膝，目能自顾其耳……"这样的长相是否正常？单凭这些文字的描述，就可以诊断刘备有先天畸形吗？我参阅了一些畸形学的资料，无法把所述的特征归于某一种病症。在前篇文章中，我认为刘备没有患巨人症这种先天性疾病。不过，刘备大概有一对比较长而大但形态正常的大耳，连耳垂也大。

古人认为大耳朵是"福耳"，是有福之人和长寿的象征（刘备才活到62岁，但在古代属于长寿）。大概古人在描写帝王的龙颜时，为了要符合他们的仪表有天子之相，必定以文字把他们写得异于常人，天生异相。

刘备有一对又大又长的耳朵。在罗贯中《三国演义》第十九回中，魏国曹操生擒吴国将军吕布，要把他缢死。吕布死前见刘备坐视不救，目视玄德（刘备）曰："是儿最无信者！"操令牵下楼缢之。布回顾玄德，说："大耳儿！不记辕门射戟时耶？"把《三国志》和《三国演义》拿来对照，《三国志》没有写后面那句话。不知道元末明初著名小说家罗贯中所说的大耳儿，是否取材自比他早出世一千年的陈寿在《三国志》中的"顾自见其耳"这句话？

刘备的"两耳垂肩"，也见于《三国演义》的第一回。其实耳朵大到垂到肩膀的人实属罕见。不知道可有人见过两耳垂肩的怪人？如果到动物园去，也许可以看到垂下大耳朵的动物，那可不是大笨象吗？不过，到佛庙烧香的虔诚信徒，倒是有机会见到两耳垂肩的佛祖或弥勒菩萨的塑像，每尊都两耳垂肩。但是《三国志·先主传》则没有写到"两耳垂肩"，只说"顾自见其耳……"（眼睛能看到自己的耳朵）。

刘备有一对大耳朵也许是真的，但是眼睛能看到自己的耳朵，只有两个可能。第一，刘备的耳朵是兜风耳，医学上叫蝙蝠耳。耳郭阔大，向外"挡风"。这样实在有碍容貌。如果他老人家活在今天，整容医生肯定又多了一笔生意了。第二，要看到自己的耳朵，他的两只眼睛必定长在靠近太阳穴的位置，医学上叫眼距或眶距过宽症。这是一种先天畸形，有时伴随精神发育不全，智力迟钝，染色体异常，骨骼、头颅畸形，食道畸形，先天耳聋等等。如果刘备有上述异常形态，还能够南征北伐、领兵作战吗？

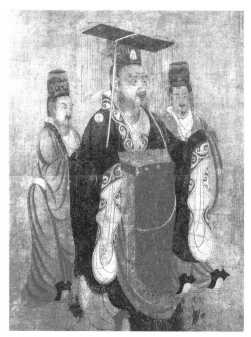

刘备

一般婴儿的正常眼距不超过2cm，成人不超过2.5~3.0cm。我所见过的眼距过宽症，大多数是一种先天畸形。其综合征有很多种，属于畸形学的诊疗领域，在此不一一列举。

根据解剖学的教科书，当人站立时，他把手臂垂下，手指尖在大腿中部。《三国演义》中说刘备"双手过膝"，《三国志·先主传》中说刘备"垂手下膝"，我不知道"过膝"和"下膝"究竟有没有分别。或是罗贯中夸张刘备天生神相，他的手长寓意他有指挥、掌权以及很强的办事能力。

一说到双手过膝，我们会想到那些濒临灭绝的长臂猴。长臂猿站立时手可触地，生长在东南亚，印尼的苏门答腊和爪哇，以

81

及婆罗洲各地的雨林，也可以在动物园里看到。人类是从猿进化而来，说刘备双手过膝，岂不是冒犯他老人家，说他还是没有进化好的动物！我不明白古人为什么认为长臂是贵相，还说"手长过膝，盖世英贤"，大概就因此而认为刘备是英贤了！

驼子因为脊椎往前下弯，会造成垂手下膝或过膝的错觉，可是刘备却是个"身长七尺五寸，垂手下膝"、没有驼背畸形的顶天立地的人物，双手过膝一说，实在很难让人相信。

过去几十年来，上肢过长的病例我没有见过，反而见过一些上肢过短的，医学上叫作短肢畸形，见于先天侏儒或软骨发育不全症，以及胎儿短肢畸形，也称"海豹样"畸形等等。

大概刘备行军时生食过污染的蔬菜瓜果，

喝了山涧溪流污水……

刘备死于痢疾

前面说过刘备并没有先天畸形，没有怪相貌以及巨人症。我认为诊断他有怪病的文章都带有搞笑、娱人的性质。

倒是刘备究竟患上了什么病而丢了性命，值得我们探讨。章武元年（221），刘备称帝后，因为吴国孙权袭杀他的结义兄弟关羽，令他极度愤怒。他不但不肯接受求和，还派大军讨伐孙权，为义弟报仇。刘备在猇亭之战以失败收场。他兵败后退到永安，不久就病倒了。史书有记载，223年三月，刘备病重，托孤于诸葛亮等人，不久病逝于白帝城永安宫，终年62岁。

刘备是什么时候得病的？得的是什么病？《三国志·蜀书·先主传》未有明载。只是提到公元222年十二月，"先主疾不豫"。裴松之在《先主传》所引陈寿编纂的《诸葛亮集》中的刘备给刘禅的"遗诏"，诏中曾说自己先得的是痢疾，后来又"转杂他病"，乃至不能治愈。原文是："朕初疾但下痢耳，后转杂他病，殆不自济……"

推测罗贯中《三国演义》第八十五回是根据以上记载而写

下小说中的遗诏原文："朕初得病疾,但下痢耳,后转生杂病,殆不自济……"。而遗诏中的"勿以恶小而为之,勿以善小而不为。惟贤惟德,可以服人……"是千百年来脍炙人口的经典名句。

刘备感染痢疾的事实毋庸置疑。痢疾是因缺乏个人卫生、饮食不清洁而导致的肠道感染病。患者会有腹痛、腹泻,排出黏液和带血粪便,甚至有呕吐、发烧症状。刘备感染痢疾是不奇怪的。他为了替义弟关羽报仇,亲自带兵征讨。他风餐露宿,战场卫生条件非常差,而且兵士死伤很多,尸横遍野,使得江水河流受污染,那时候又是盛夏六月,更容易发生痢疾等传染病。《三国演义》第八十二回也有记载,同期的吴国大将甘宁"已患痢

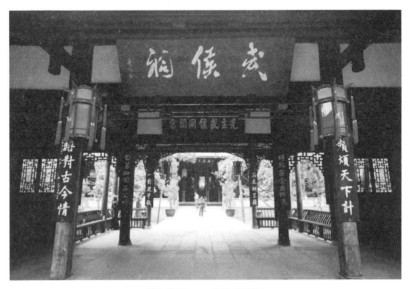

刘备墓葬——成都 武侯祠

疾，带病从征……"。

这种病的诱因是疲劳、饥饿等等，大概刘备行军时生食过污染的蔬菜瓜果，喝了山涧溪流污水，让病菌侵入肠道后迅速繁殖，产生内毒素，使肠黏膜发炎，引起肠道病。

痢疾（或下痢）是一种已有几千年历史的古老疾病，最早记载在《内经》。古医籍记录了痢疾的种种，名称也上百，我不一一列出。今人所称痢疾的名目也不少：赤痢、急性痢疾、菌痢、虫痢、阿米巴痢、赤白痢等等。后世人要研究痢疾的历史，要先弄清楚病患的名称！东晋葛洪《肘后备急方》、隋代巢元方《诸病源候论》、唐朝王焘《外台秘要》，都详细记录了痢疾的临床表现。古人还把痢疾分为十种类型，宋代《八痢论》把幼儿痢疾概括为8种。

以现代医学来看，痢疾有急性和慢性（病程超过两个月）两种。病情亦可轻可重，甚至有致命的中毒型。而急性痢疾再分为两大类：细菌性痢疾，是因杆菌传染而得，包括多种志贺杆菌属，弯曲菌属以及沙门菌属。这里不多做病理介绍。还有更严重的原生虫阿米巴痢疾，是一种肠道感染病。临床表现有腹痛、腹泻，大便不成形，呈糊状，带有血和腥臭黏液。病人一天之内排便多次，或有呕吐，粪便中可找到阿米巴原虫，还会有恶寒发热等症状。痢疾细菌能释放毒素，严重的会引起强烈过敏反应，引起全身毛细血管收缩，以致微循环障碍，组织缺氧并继发酸中毒。神经系统的症状有惊厥、昏迷、畏寒、发热、全身乏力、血压下降等，会导致呼吸衰竭和休克，更为严重的病人还会有毒血症。

原生虫阿米巴痢疾是肠道被一种叫溶组织内阿米巴的微生物感染引起发炎的，主要因食用了污染的水和食物或因没有良好的个人卫生习惯而感染，如进食前没有洗手。阿米巴痢疾也称"旅游者痢疾"（traveller's dirrhoea），多数发生在发展中国家和地区以及热带地区。一些从发达国家到这些地方旅游或做生意的人，习惯了从水龙头取水饮用，有时吃到不卫生的小吃，就会腹泻。严重的阿米巴痢疾可以使大脑和肝脏感染，导致脓肿。数十年前我曾为一名肝脓肿病人从肝脏抽出五六百毫升的脓液，记忆犹新。

后世人对刘备的病死原因有很多臆测，刘备说他后来又"转杂他病"，不知道究竟指的是什么"他病"。刘备的痢疾应该是在222—223年猇亭之战这段时间染上的，由于他正在全力领兵讨伐吴国，在战场疲于奔命而消耗体力，元气大伤，损害了自己的健康。且无暇照顾自己的"龙体"，抵抗力受到影响，引起并发症，因而"转杂他病"，使他受病魔折磨了好几个月而丢了老命。

其实，清朝有一位虽然没有坐上龙椅，但是掌控朝政大权，俨然是皇帝的慈禧皇太后，也是死于痢疾。

死于痢疾的帝王

痢疾存在的历史已经很久，疾病的名字也很多，都记载在古医籍里。痢疾是一种因微生物引起的肠道发炎而导致的病症，严重的病者会因而丧命。

所谓病从口入，痢疾是因为不清洁的饮食而造成的。古时候因痢疾而死亡的人成千上万。可惜那个时候他们根本不知道细菌这回事！

现今的医学工作者一般都知道痢疾是什么原因造成的，也知道如何诊断、治疗和预防。可是在几百年前、几千年前，人们只能凭他们的观察和经验，凭曾用过的传统疗法去治疗病人。那时没有灵丹妙药，不少人因痢疾而死去。

17世纪，荷兰人列文虎克（Antony van Leeuwenhoek，1632—1723）第一个用放大透镜看到细菌和原生虫，成为显微镜学、微生物学的先导。他在1683年观察和发现自己的牙缝里有细菌存在。也有人说英国的罗伯特·胡克（Robert Hooke）才是细菌的发现者。

微生物是无处不在的。细菌传播的媒介主要是污染的食物和不洁的饮用水。古代人也不懂得将食用水进行过滤、消毒（如高温消毒，氯化）等等来预防疾病，所以因细菌引起的肠道传染病——痢疾极为普遍，且死亡率尤其是儿童死亡率很高。

哈佛大学的研究指出，自从引进处理食用水的技术之后，人们有了清洁食用水，死亡率明显下降，平均寿命也大大延长。虽然如此，目前全球还有约10亿人没有安全的饮用水，每年还有上百万人因腹泻而丧命。这也说明公共卫生对改善健康和延长寿命以及降低死亡率是极其重要的。

但别以为腹泻、痢疾是贫穷落后的老百姓才会有的疾病。翻查史料，中国或外国的帝王也同样是痢疾的受害者。

例如法国国王路易八世（1187—1226）、路易九世（1214—1270），英国的亨利五世（1387—1422）等，都是死于痢疾。

中国历史也有记载患痢疾的帝王。前面讲过三国蜀主刘备是因痢疾而死。其实，清朝有一位虽然没有坐上龙椅，但是掌控朝政大权，俨然是皇帝的慈禧皇太后，也是死于痢疾。

慈禧太后的《内起居注》中记载，她患有慢性腹泻以及其他毛病，如面风痉挛（面神经麻痹），推断她患有痢疾。她每天的菜单超过百道，在准备众多菜肴的过程中，食物污染的概率是非常高的。她的确是病从口入。

据知有吸用福寿膏（鸦片）习惯的慈禧太后得痢疾后，竟然服了加倍量的鸦片来强行止泻和缓解腹痛。鸦片有抑制肠蠕动的作用和镇痛作用，病人服用过鸦片之后，腹泻会减少，腹痛也会减轻。但是这是一种治标不治本的做法，让本来要排出去的粪便和细菌依然滞留在肠道里，更有利于肠道里的细菌毒素进入血液，加重病情，引起菌血症或败血症。鸦片最危险的作用是抑制呼吸，引起缺氧、休克。

在二十世纪六七十年代，本人就见过好些因使用鸦片来治疗腹泻的病人的严

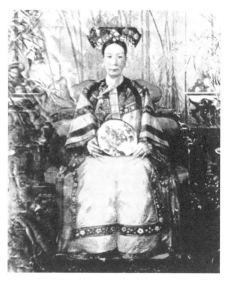

慈禧太后

重后果。他们入院时已经奄奄一息，严重脱水，呼吸十分缓慢，有的人进入昏迷状态，甚至有人丢了性命。大概慈禧太后也是因用药不当而丧命。

有记载，元朝第四任皇帝宪宗蒙哥（1208—1259）因当时军中痢疫流行，染病而死；元朝最后一位皇帝惠宗孛儿只斤·妥懽帖睦尔（1320—1370），也是因痢疾在内蒙古应昌去世的。

可惜，对于如何治疗他们的痢疾，没有更多的记录让我们参考。不过我们还是找到了治好唐太宗李世民（599—649）痢疾的案例：他病情严重，腹中阵痛，腹泻频繁，太医束手无策。以宰相魏徵为首的大臣们张贴皇榜诏告天下，寻找名医。民间医生张宝藏将多年来医治痢疾的药方写出，呈送给宫廷里的太医。他提出将荜茇的果穗以牛奶煎服。唐太宗服后，腹痛消除，腹泻

止住。

荜茇治痢是有依据的。明朝医籍《医宗必读》载述："荜茇定泻理心疼。"这个"心"，很可能是指腹部。现代医学研究表明，荜茇是有黑胡椒类刺激气味的物质，含胡椒碱等成分，用它所提炼出的精油可以抑制多种细菌，包括金黄色葡萄球菌、大肠杆菌、痢疾杆菌等，有医治腹痛、腹泻、痢疾的功用。

宋孝宗赵昚（1127—1194）喜吃海鲜，患上痢疾，吃了河藕痊愈。宋宁宗赵扩（1168—1224）也患了痢疾，御医给他开了感应丸。文献记载，感应丸含有丁香、干姜、巴豆、杏仁等药物。其中丁香具有抗菌作用，对大肠、痢疾、伤寒等杆菌，以及葡萄球菌、真菌等有抑制作用。但是巴豆的巴豆油却是剧烈的泻药，有毒性。而杏仁所含苦杏仁甙，分解后会产生氢氰酸，也有剧毒，服用者不可不慎。

其他治疗痢疾的草本药物有含皂苷的白头翁，含小檗碱的黄柏以及黄连等等。

痢疾在民间相当普遍，患者比比皆是，而且人们缺少对疾病统一认识。造成痢疾的微生物甚多，故此疾病名目繁多，药方也杂。难怪唐朝名医孙思邈在《千金方》里说："古今痢方千万首，不可具载。"和今日的痢疾诊断、治疗以及预防相比，是不可同日而语了。

司马昭的病因估计是急性脑出血。

从司马昭中风谈起

2400年前，希腊医学之父希波克拉底（公元前460—377）记载了中风（Stroke，古称Apoplexy）。中风是一种会导致急性麻痹或瘫痪的疾病，以前，除了一般的护理和观察之外，没有具体的医疗方法。

关于中国帝王中风的记载，不知最早是哪一个朝代。陈寿《三国志》及《资治通鉴》中记载西晋司马昭（211—265，后追尊晋太祖文帝）是病死的。但罗贯中《三国演义》第一一九回，说到西晋开国皇帝司马炎的父亲司马昭，有这么一段："昭心中暗喜；回到宫中，正欲饮食，忽中风不语。次日病危，太尉王祥、司徒何曾、司马荀颛及诸大臣入宫问安，昭不能言，以手指太子司马炎而死。时八月辛卯日也。"说明他是中风而死的！

我不知道古人对中风的概念是什么。《晋书·文帝本纪》只记载："秋八月辛卯，帝崩于露寝，时年五十五。"却没有写其死于中风。大概罗贯中是根据他所读过的记载而写的吧。

究竟中国最早的中风记录始于何时？《晋书·皇甫谧传》中

说西晋针灸名医皇甫谧（215—282）患了"风痹"，半身不遂，右脚偏小，达十九年。疾病的痛苦激发他"耽溺典籍，忘寝与食"，专心钻研针灸疗法。

《新唐书》记载，唐代名医许胤宗曾采用蒸气疗法医治一例中风不能言语、不能服药的患者。这大概是医学史上最早记载治愈中风失语者的病例。

明朝徐春甫（1556）的《古今医统大全》（卷之八中风门）中也有记载治疗中风的药方。

至于西方，1620年，瑞士医生卫法尔（Johann Jakob Wepfer，1620—1695）解剖死于中风的病人后，确定中风死因。他提出中风是因为脑出血：出血性中风或脑血管栓塞（缺血性中风），我们也称它CVA（cerebro-vascular accident，脑血管意外或脑血管疾病）。

大概这就是东西方医学、现代与古代医学对中风发展方向的分水岭。中国古代医籍记录有中风的原因和对中风的不同论说。古医籍《素问》《金匮》皆主风说；隋唐医学则认为是外袭风邪，金元时期主火说，以及气、湿痰等等众多理论。古代医者有很强很敏锐的临床表现观察力，故此病症命名是根据临床表现，造成中风的名目、名词甚多，分类亦繁。西方医学则着重病理，通过解剖来观察、求证病患的病因，从而寻求治疗方法。现代医学则根据身体各系统、器官的病因、病理以及生理学来处理、解决问题。

司马昭的病因估计是急性脑出血。造成中风的病因很多，高

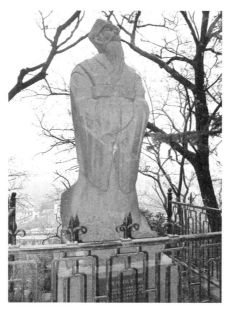

司马昭

血压、动脉硬化、心脏病和糖尿病都是造成中风的危险因素。当然年龄和家族遗传与中风也有密切关系。而动脉硬化的程度会随着年龄增长而愈发严重，中风发病率也因此相应增高。

中国古代受当时思想的制约，认为刑律不能伤人，剖尸验病，亦视作对死者的伤害，医学解剖学不发达或是不受重视，大大影响医学的发展。正如清朝解剖学家王清任（1768—1831）所说："治病不明脏腑，何异于盲子夜行。"当然，古代是不可能如现代医学那样根据解剖学对中风进行分类的。

现代医学把中风分为缺血性中风（脑栓塞或脑血栓形成，约80%）和出血性中风（约20%）。

我们不可能凭着寥寥数语记载的症状来为司马昭作出病理诊

断，他"忽中风不语。次日病危……而死"，只可以揣测他"忽中风不语"是急性脑血管破裂导致脑出血，使大脑掌控语言的布若卡氏区受到损伤，出现失语。

当时没有流行病学调查，以识别哪些人是中风的危险人群。研究中风以及它所引起的半身不遂的病因，可以写成一本厚厚的医学书籍，或是可以做一系列的讲座。现今我们都知道，除了中老年、家族史、遗传因素外，其他如三高症（高血压、高胆固醇、高血糖）、心脏病、肥胖、缺乏运动、吸烟、饮酒过量，都可导致脑中风。近年来甚至有研究报告指出，不良的口腔卫生、牙周病也可以导致心脏病和中风。

所以保健教育非常重要。应通过广泛宣传，使人们提高对中风的认识，教导人们识别中风先兆和病征，学会处理和预防。中风是紧急病症，在病征出现数小时之内迅速治疗，把栓塞血管打通，恢复带氧的血流供应，不使脑细胞进一步受到损坏及坏死，就可降低半身不遂、失语、瘫痪等的概率。

高科技的造像诊断手段，如CT（电脑断层造像）和MRI（磁共振成像），能够准确扫描出脑中风部位，从而知道是哪一类型的中风。与此同时也可排除病状与中风相似的脑肿瘤和脓肿等。它诊断的准确性比一般传统的望问闻切或视诊、触诊、叩诊、听诊等手段更高，有助于尽快尽早治疗中风。

治疗中风不是等到偏瘫、面瘫、肢体肌肉颓废等后遗症出现后，才进行物理治疗、药物治疗，而是要在病发时迅速阻止脑血管阻塞恶化，不使更多脑细胞坏死。

最近10多年来，有很多令人振奋的临床报告发表，如果中风病人能够在出现症状后的数小时内服用血栓溶解剂，是可逆转病势的。

中风、半身不遂是常见的脑病或脑血管病。说到患半身不遂的皇帝，我们所知不多。就算一些历史有记载，也只不过是三言两语，略略带过，没有更多的记录可供研究参考。不过，如果掌握国家命脉、处理朝政的君主身体有了这样的疾病，又如何胜任"圣职"？我们不妨举几个例子看看。

唐穆宗李恒（795—824），因为某日游玩中目睹一位内官突然坠马，十分恐慌，在大殿休息时，突然双脚不能履地，一阵头晕目眩而中风。

书载，北宋真宗（968—1022）晚年，得了半身不遂的毛病——痿痹之疾（半身不遂），"凡事多决于刘皇后"，以致大权旁落。

秦鸣鹤太医诊出唐高宗是"风毒上攻……"，
提出"若刺头出少血即愈矣"，当场吓倒武皇后。

唐高宗的头痛病

　　唐朝的第三任皇帝唐高宗李治（628—683）是唐太宗的第九个儿子。他的皇后就是中国历史上唯一的女皇武则天。就因为唐高宗患上头痛病，身体欠佳，头重，头晕，目不能视，常常卧病在床，没有精力治国理政，所以需要依赖武则天协助政务。武则天也因此获得机会大展身手，展示政治才华，从而日后君临天下，改写唐朝的历史。中国的正史亦按照帝王规格，为她设立"本纪"。

　　有文献记载了唐高宗的头痛，高宗说："吾头重闷，殆不能忍……"他苦风头眩，目不能视，召侍医秦鸣鹤诊之，秦曰："风毒上攻，若刺头出少血即愈矣。"结果这一针救了高宗！

　　从有限的资料来推测，唐高宗患上了严重的偏头痛，而不是脑肿瘤、癫痫和青光眼等引起的头痛。偏头痛是一种古老的常见病，古医籍称它为风眩头痛病。2500年前古代希腊也记载过偏头痛。现代社会估计有5%—10%的人患有偏头痛。

　　医学理论认为，偏头痛病人的症状有先兆，可能眼前会有闪光性暗点，之字形或锯齿形光线，有盲点，手脚、嘴唇甚至脸部有麻刺感觉。发作前可能会有短暂的抑郁、疲劳，情绪烦躁不安，或食欲不振、厌食。头痛一般发生在一侧，也有弥漫性、搏动性头痛，常伴有恶心、呕吐、晕眩，以及视觉模糊、畏光、恐响症等。偏头痛发作可能因为气候转变，发作的次数可能每天几次或是几个月发作一次；发作时会伴随四肢发冷、脸色苍白及出冷汗等。这些症状都和唐高宗的病征相似。

秦鸣鹤太医诊出唐高宗是"风毒上攻……"，提出"若刺头出少血即愈矣"，当场吓倒武皇后。给高宗针灸头部后头痛消失，视觉恢复。

用针灸治疗偏头痛是一千多年前的一种疗法，那时还没有"偏头痛"这个医学名词。偏头痛一直被认为是脑血管等受到某些因素的刺激所造成的毛病。现代医学与时俱进，近年来提出的脑皮层扩散性抑制（cortical spreading depression）的学说，认为脑皮层受到刺激后，出现脑活动低落，并且向前扩散，释放一些发炎介质，刺激脑神经，从而引起剧痛。这理论取代了以前的理论，与北京中日友好医院针灸科主任李石良教授所诠释的"大脑皮层的兴奋与抑制平衡失调"以及"通过针扎放血的刺

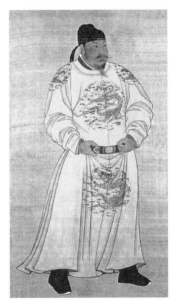

唐太宗

激作用，使大脑做出反应，从而调整全身及患病部位"，似乎相似。这理论也得到脑部造影技术的支持。学者也相信偏头痛与遗传基因有关。

一般对偏头痛的惯用疗法是使用药物预防其发作，或是发作时用缓痛药物，或两者兼用。传统的针灸治疗是一种非药物疗法，没有药物所带来的副作用。针刺治疗偏头痛的费用比较低廉，是一种可行的治疗方法。多年前，意大利医生曾在《传统中医杂志》发表过他对120名以针灸治疗偏头痛的病人的研究结果。很多欧陆医学中心，如德国、法国、丹麦等地的医学中心也先后发表其临床报告，介绍有关针灸的疗效，可惜比起惯用的疗法，没有更明显、优越的疗效。这篇来自意大利的报告，说他们用了一些穴位如ST8、GB5、GB20、GV14和LU7来治疗患者（我查阅过，这些穴位的对照名称是：头围、悬颅、风池、大椎和列缺），认为针灸较药物治疗对偏头痛有更好的疗效。病人不但病发次数减少，而且缺勤日数也一样减少。但文献指出，是否确实更有疗效，有待更多的临床研究资料来佐证。

对于秦鸣鹤太医要为唐高宗"刺头出少血"这种针刺放血疗法，李石良教授认为它的目的并不在于放多少血来治病，而是通过针扎放血的刺激作用，调节神经功能，使大脑做出反应，从而调整全身及患病部位。

宋太祖半信半疑，认为京城众多名医都没有办法，怀疑他说大话。

何动冰回应说倘若他治不好皇上的病，情愿被杀头。

宋太祖"生蛇"

宋太祖赵匡胤之死

宋朝开国皇帝太祖赵匡胤（927—976）做了16年皇帝，在公元976年11月14日暴毙，时年49岁。宋太祖如何死去，没有人知道，正史没有明确记载他死亡的前因后果，《宋史·太祖本纪》的记载也不过寥寥两句："帝崩于万岁殿，年五十……"这是一桩历史悬案。北宋文莹的《湘山野录》中记载所谓"烛光斧影"，"戕兄夺位"，怀疑后来继承皇位的宋太宗赵光义（939—997）杀死了自己的同胞兄弟。但亦有说赵匡胤过世时，弟弟赵光义并不知晓。

有关赵匡胤的陈桥兵变、黄袍加身、杯酒释兵权种种事迹，很多人已经知道，这里不谈了。

为宋太祖医治缠腰蛇丹

我倒是对宋太祖赵匡胤登基不久，不幸染上了"缠腰蛇丹"传说感兴趣。

缠腰蛇丹这病，就是现代医学上的病毒性带状疱疹（herpes zoster，俗称shingles）。传说皇上腰部皮肤上长满圆形大豆状的水疱，像一串串珍珠一样。当时洛阳有一位药铺掌柜何动冰（一说是河南商丘医师张清理），奉旨来到宫中，仔细观察宋太祖的病状，见到太祖环腰部长满了大豆状的水疱，累累如念珠。何掌柜看后，告诉太祖说他有好药，涂上几天就会痊愈。太祖半信半疑，认为京城众多名医都没有办法，怀疑他说大话。何动冰回应说倘若他治不好皇上的病，情愿被杀头。不过何掌柜恳求，倘若他治好皇上的病，请皇上格外开恩，释放所有被囚禁的医师。何动冰的医疗法非常怪异。他打开药罐，取出几条还在蠕动的蚯蚓，放在瓷盘里捣烂，再放入一些槐蜜。不久，这些虫子溶化，变成液体。何掌柜用羽毛蘸些药液直接涂在太祖患处。太祖顿感清凉舒适，疼痛也减轻许多。又叫太祖喝下一小碗蚯蚓溶化液，并告诉太祖这药的名字叫作"地龙"，说因为皇上是真龙，所以"以龙补龙"。

经过几天的治疗，宋太祖果然痊愈康复，也把被监禁的医师全部释放。

古老的疹病

我们从现代医学的角度，来谈谈带状疱疹这种常见的"古老"病。

之所以说古老，是因为带状疱疹早在宋朝甚至更早以前已经存在。隋朝（581—618）的医学文献，巢元方（550—630）所著的《诸病源候论》就记录了类似的临床病症，称它为蠼螋疮（蠼螋是一种扁平狭长的昆虫）。这说明带状疱疹由来以久。传统医学称带状疱疹为"缠腰火龙""缠腰火丹""蛇盘疮""蜘蛛疮"。它和其他疹病如麻疹、水痘、天花等早已为人所知。传统医学理论认为带状疱疹"多因心肝二经风火，或脾肺二经湿热所致"，或是因"风热毒邪侵袭肌肤或内伏郁热"所致。

古人不知道这些疹病的真正病因，那个时候，微生物学还未出现，根本不知道各种病的病理。

病毒传染病

带状疱疹的元凶是一种病毒。其他如麻疹、水痘、天花等等疹病，也都是因病毒感染引起。但当时人们根本不知道病毒为何物，病毒是19世纪（1892年）才被俄国植物学家伊万诺夫斯基（Dmitry Ivanovsky，1864—1920）发现的。病毒的生存能力很强，它的存在，应该有千百年了。

病毒是比细菌体积更小的微生物，1931年，德国工程师鲁士卡（Ernst Ruska）和诺尔（Max Knoll）发明了电子显微镜后，科学家才能一窥病毒的真面目。到了20世纪后期，就有几千种不同类型的病毒被发现。

带状疱疹是因水痘带状疱疹病毒Varicella-zoster Virus（VZV）引起，VZV病毒有嗜神经性，侵入人体神经系统。大多数人感染VZV病毒后不会出现水痘，但也有人初次受感染后会患上水痘。VZV病毒沿着神经移动到脊髓后根的神经节中，长期潜伏在那里，成为隐性感染者（或带病毒者）。

75%—90%的水痘患者是不满10岁的孩童，成年人有10%—20%会患上带状疱疹。

人老了，免疫功能减弱，可能诱发长期潜伏的水痘带状疱疹病毒再度活跃起来，生长繁殖，沿着周围神经波及皮肤，发生带状疱疹。

VZV病毒通过呼吸道黏膜进入人体，经过血液运行，侵入皮肤。开始时，带状疱疹患者的患处皮肤发红，有烧灼刺痛感，红疹簇集，沿着一侧的周围神经作群集带状分布，带有明显神经痛。接着出现水疱，小如粟米，大如黄豆，疱液开始透明，后来转为浑浊，累累如串珠，排列成束带状。

人初次感染VZV病毒的表现是出水痘。研究显示，每1000个人中，约有3个人会患上带状疱疹。一般带状疱疹需要3—5周复原，有20%—25%的患者在带状疱疹痊愈后的6个月疼痛仍然存在。我们称之为带状疱疹后遗神经痛。有些患者皮肤患处受到感染，严重的会影响到眼睛，甚至导致失明。

现代医学看缠腰蛇丹

从现代医学来看，用蚯蚓加槐蜜的溶化液治好宋太祖的带状疱疹，并不是什么灵丹妙药，更不是治疗带状疱疹的特效药。大多数带状疱疹过3—5周就会复原。就算没有"地龙"药，宋太祖不药而愈的概率还是很高的。况且，蚯蚓身上可能带有微生物如细菌等，涂敷皮肤患处，反而会引起皮肤感染发炎。只不过何掌柜走了运，"地龙"也因他而名声大震。时至今日，不知道还有没有人相信这种民间药物，用"地龙"去治疗带状疱疹。

地龙又名蚯蚓、曲蟮，可外敷内服，是常用的传统药物，见于《神农本草经》及《图经本草》。

患了带状疱疹，治疗的目的就是减轻疼痛，缩短病痛的日子，并防止并发症。一般用止痛药物治疗，或使用抗病毒药物如Acyclovir，阻止VZV繁殖以及病情恶化。

"Herpes"源自希腊文，是"爬"的意思，形容疱疹散布的形态，所以叫作"生蛇"。民间有一种说法，如果让"蛇"围绕身体一周，病人就会有生命危险，广东人叫它"浑身蛇"。民间认为，只要用火去炙烧"蛇头"，例如用点燃的灯芯烧，或是用硫黄和苦瓜水，用墨水去沾点蛇头或蛇眼睛（也许是为了让蛇看不见东西），阻止扩散，不让蛇环绕身体，那病人就有救了。

这是毫无医学或解剖学根据的无稽之谈，因为带状疱疹是沿着某一周围神经单侧分布，一般不超过体表正中线，不会围成一周。"蛇"环绕身体一周是极为罕见的。

带状疱疹的医疗及预防

治疗带状疱疹的最佳办法，不是等到病症出现再去寻求最妥善的医疗法，例如服用止痛药、抗病毒药，使用药物防止皮肤感染，或用类固醇等，甚至去找传统医药疗法放血"抓蛇"、针刺、拔罐等等。

最好是预防疹病发生。目前已有免疫疫苗预防VZV所引起的疹病。一种是给孩童、青少年和成年人的预防水痘的疫苗，另一种用于50岁以上的长者的疫苗。2006年开始使用的带状疱疹疫苗Zostavax，是一种已经减毒的活疱疹病毒（皮下注射疫苗）。对于高风险的人，如孕妇、有免疫系统问题者或某些高危新生婴儿等等，可以注射水痘带状疱疹免疫球蛋白来度过高风险期。

预防胜于治疗是治病的基本原则，医病可能只能治标，预防疾病才是治本。

有了预防疫苗，世界卫生组织在1980年宣布天花绝迹，无须注射预防疫苗。相信小儿麻痹症不久也会步天花后尘，在地球消失（在西方国家，小儿麻痹症几乎绝迹）。医学界也有望全面控制水痘、带状疱疹等病毒传染病，使之被灭绝。

宋太祖之死，是他患上缠腰蛇丹十多年后的事，最低限度，他的死，不可能和这种疹病有关。

有了那么多神经不正常的皇帝掌理朝政，
难怪史家评说宋代是历代最弱的一个朝代，
内忧外患，国运不昌。

神经错乱的皇帝

造成神经错乱的原因很多，对其进行诊断和治疗是精神专科医生的工作。

造成神经错乱的原因，可能是遗传、代谢作用障碍、脑肿瘤、阿尔茨海默病、脑血管阻塞、脑梗死性痴呆、阿尔茨海默病、肝脏或肾脏功能衰竭（尿毒症）、药物或重金属中毒等等。

遇到一些行为诡异的人，一般人会说他是神经病、变态、疯子、没有人性等等。果真患了精神病，就得去咨询精神科医生。

在中国古代历史上，曾上演过无数子弑父、兄弟阋墙、互相斫杀的骇人听闻的悲剧，如杀害自己31个兄弟姐妹的秦二世胡亥（前230—前207），春秋时代卫国国君州吁杀兄卫桓公；南朝宋文帝刘义隆（407—453）被儿子刘劭所弑。刘劭当了三个月皇帝后，又被弟弟宋孝武帝刘骏（430—464）处斩。尤有甚于此，刘骏还不知纲常礼法、道德人伦为何物，居然把4个堂姐堂妹收入宫中宠幸，还生下儿子刘子鸾。连生母路惠男太后也不放过，所为之事，与禽兽无异。《魏书》有记载："骏淫乱无度，蒸其母路氏，秽污之声，布于欧越……"。隋炀帝杨广（569—618）也有弑父淫母的记录。这些行为究竟是由于权欲熏心、荒淫残忍？还是真的因为神经错乱、精神分裂症所致？

在所有患精神病者中，有半数是精神分裂症，但是精神病或是行为异常并不一定是精神分裂症。

读欧洲历史的人都知道英国国王乔治三世（1738—1820）是一个神经错乱的皇帝。他是在位时间第三长的英国君主。他过了50岁之后，就被病魔纠缠，开始时出现时好时坏的精神错乱状况，因而引发政治危机，最终逼使他不得不委任儿子（后来继位为乔治四世）为摄政王。可怜"癫狂"的乔治三世，在他生命的剩余岁月里，竟然是个又盲又聋、神经错乱的孤独太上皇。

原来乔治三世患了一种罕见的先天遗传病叫卟啉病（Porphyria），导致他精神障碍。这种病的症状还有疲劳、皮疹、腹痛、肌肉无力或痉挛、排出红紫色或琥珀色尿液等等，后来科学家从他的头发分析出含量很高的砒霜（砷）。这种化学物质会毒害大脑，也加重了他的病情。

乔治三世这种遗传病连累到他的儿女。他们的病情也一样反反复复，每次病发时也都排出有色素的尿液。

其实，欧洲历史上也有为数不少的精神错乱的君王，例如远在1世纪的罗马皇帝卡利古拉（Gaius Caligula）是个患有精神分裂症的君主。法国国王查理六世（Charles Ⅵ of France）也被认为患有严重的精神分裂症。普鲁士国王弗里德——威廉四世（King Frederick William Ⅳ of Prussia），也有疯癫症。

一些医学报告公布过美国每年有200万名以上的成年人患上不同程度的精神分裂症，其中10%还承认有过自杀行为。

精神分裂症是一种常见、病因未明且有明显遗传倾向的精神病。病症多数在青、壮年期出现。它影响人的思维、逻辑、联想、情绪、感知、行为怪异，智力、人格、自知能力等多方面障碍，而病者不能认识和承认自己有病。病程会拖延，容易复发。患者的精神活动表现出不协调，思维散漫不集中，与外界环境脱节，对时间、空间等毫不理会。这些人思想的过程与情绪的表达"分裂"，在想到悲哀的事情时，竟然会表现出快乐的情绪。相反，当心里高兴时，却会悲哀痛哭。很多患者会演变为慢性精神分裂症。

比较严重的患者会有妄想病征以及幻听，觉得有声音（根本不存在的）来自脑中或是体内某一部位。幻想有人在控制或指使、谋害他！有些自觉到被人洞悉或被揭露，产生恐惧、愤怒、激动。有些还有敌视态度、攻击行为、自伤自残，甚至会自杀等。

家族有精神分裂症病史的人更容易患病，患者在发病前会表露出内向个性，孤僻寡言，敏感、偏执及怀疑心重，有依赖性，爱幻想等等分裂人格特征。

有些患者在精神分裂症发病之前有精神诱发因素，例如家庭不和睦，失恋，工作受挫不顺利等，也缺乏密切的人际关系或社交退缩。

古代对精神分裂症的认识不多，当患者出现病状，行为诡异，会以为是邪魔鬼魂附身，会求神问卜，找方士开坛作法，驱逐邪魔……要确定中国古代的帝皇是否患有精神分裂症并不容易，只能凭点点滴滴的记录推测。

根据上述精神分裂症种种病征，中国北宋的英宗赵曙（1032—1067）可能是患了精神分裂症的皇帝。他是历史上罕有的拒绝接受太子名位而继承其伯父仁宗赵祯（1010—1063）的皇位的人。他的精神病在登基不久的几天后发作（精神症状突然出现）。他连声大呼有人要杀他（妄想病征），在先皇仁宗灵枢前号呼狂奔，令葬礼无法进行（情绪激动反常），甚至在出殡那天，英宗也称病不出，祭奠当时也不落泪以示孝行，毫无宫廷礼仪（表现出冷淡及无反应，思想与情绪表达分裂）。后来他久不视朝，要立储时，话语已含混不清。这样的精神状态，怎样去处理国家大事？

关于这些赵姓皇室成员是否有家族遗传病史，我查阅了一些资料。原来宋朝皇帝中的确有一些精神障碍的皇帝，如宋太祖赵匡胤（927—976）的弟弟赵廷美，长子赵德昭，其弟宋太宗赵光义（939—997）的两个儿子（长子赵元佐，六子赵元偓）都有精神病发病的记录。太宗的儿子宋真宗赵恒（968—1022）也是一个间歇性疯癫的患者。除了上面所说的英宗，还有神志清醒时少，精神恍惚时多，父皇病危却拒绝探望，又不肯为父皇主持丧事，有悖人伦的南宋光宗赵惇（1147—1200）。有了那么多神经不正常的皇帝掌理朝政，难怪史家评说宋代是历代最弱的一个朝代，内忧外患，国运不昌。但它竟能历时319年（960—1279）！

再查阅资料，发现宋朝18位皇帝中（北宋及南宋各9位）
出现过很多疯狂（insane）、精神障碍的疯子皇帝。

宋朝帝王有精神病遗传基因

在《神经错乱的皇帝》一文，我曾怀疑宋朝赵姓皇室成员有家族遗传病史。再查阅资料，发现宋朝18位皇帝中（北宋及南宋各9位）出现过很多疯狂（insane）、精神障碍的疯子皇帝。开国皇帝宋太祖赵匡胤的弟弟赵廷美、长子赵德昭，以及太祖另外一个弟弟第二任皇帝太宗赵光义的两个儿子（老大元佐，老六元偓），都有精神病发病的记录。此后继承皇位的主要是太宗一脉。太宗的儿子第三任皇帝真宗赵恒则患有间歇性疯癫。第五任皇帝英宗赵曙有精神分裂症的表现。史载他曾拒绝接受太子位，但到头来还是继承伯父（第四任皇帝）仁宗赵祯（1010—1063）的皇位。英宗登位后的几天，精神异常症状突然出现。他的明显症状有：连声大呼有人要杀他（妄想病征），在先皇仁宗灵柩前号呼狂奔，令葬礼无法进行（情绪激动，反常），甚至在出殡那天，称病不出，祭奠时也不流泪以示孝行，毫无宫廷礼仪（表现出冷淡及无反应，思想与情绪表达分裂）。他久不视朝，要立储时，话语已含混不清，这样的精神状态，当然不可能正常。

接下来宋朝第六任皇帝是宋神宗赵顼（1048—1085），亦有记载他曾得疾病"风眩不语"。神宗有十四个儿子，其中八个早夭，活到成年的仅有六个。其中六皇子赵煦，就是后来的宋哲宗（1076—1100）。值得留意的是，哲宗的弟弟、神宗的第九皇子赵佖有忽然双目失明的病历。当24岁的宋哲宗英年早逝，他的弟弟、神宗的第十一皇子赵佶登上了皇位，成为宋朝第八位皇帝徽宗（1082—1135）。至于哲宗的死因，后人认为是因伤风感冒而死，并非如《元符遗制》所记载，是死于性心理疾病（极度性放纵），他的症状为"精液不禁，又多滑泄……"

宋徽宗被囚禁9年，在1135年，终因不堪精神折磨而死于五国城。没有记录他的精神状况。

几代之后，从第十一任皇帝孝宗（那时已经是南宋）开始到末帝转回到宋太祖赵匡胤的直系血脉。孝宗赵昚，是赵匡胤的七世孙。他的儿子，第十二任宋朝皇帝光宗赵惇（1147—1200），登位才两年，就出现精神问题。他神志清醒时少，精神恍惚时多，他的父皇孝宗病危，光宗竟然拒绝探望，后来又不肯为父皇主持丧事，行为有异，有悖人伦。至于第十三任皇帝宁宗赵扩（1168—

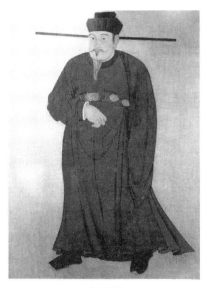

赵匡胤

1224），没有记载他的精神状态，只是提到他一向龙体欠佳，体质羸弱，深居内宫，少理朝政，怕吐，怕肚痛……。（《宋史》指宁宗是服用金丹，被谋害致死。）

到了宁宗之后，继承人是血缘关系疏远的理宗（1205—1264），然后是理宗的侄儿度宗赵禥（1240—1274），以后的三个皇帝是度宗的3个儿子。史料没有记载他们有精神异常的情形。猜测如果有异常或致病遗传因子的话，此时已经慢慢发生政变了！

可惜到了宋朝以后，女子的姓名就不再公开记录在史册中。若是有宋朝公主们的记录，对宋氏皇朝的遗传病会有更多证据。

我之所以把宋朝历代皇帝的精神失常和错乱的表现，以及所显示出精神分裂症的症状，不厌其烦地抄录下来，是怀疑这赵姓家族患有常染色体遗传病（显性或隐性）。精神病的症状很复杂，甚至会被误诊为神经官能症、癔症等，诊断的确不易。我们不妨在这里大胆假设，这赵姓家族带有常染色体遗传病（显性或隐性）的基因可能性很高！而不单是只有"家族倾向性"疾病那么简单。我揣测这些遗传病应该是一种异常的致病基因引起先天代谢障碍症（inborn errors of metabolism）。

历代宋朝皇帝出现过的病状，显露出多项不同的异常行为、病状表现，如疯狂、间歇性疯癫、精神分裂、失明、呕吐、肚痛、肌肉无力、神智混乱、幻觉等等，他们的不同行为、病状表现，很可能是致病基因表现度的不同导致的。

我们不禁怀疑，根据所记录的症状，难道宋皇朝家族患有卟啉症？或是和卟啉症类似的代谢遗传病？可惜很多史册没有详细的疾病记录，如果怀疑是卟啉症，却没有找到与这病的相关病状记录，如皮肤病、便秘以及尿液颜色。

理论上，要证实皇帝们是否有先天遗传病不是不可能的事，可求助于先进科学。研究人员可以利用基因诊断方法，对死去多年古人的死亡原因进行重新诊断，如从遗骸抽取DNA（或线粒体DNA），了解其家族的DNA特征，对比（配型）已经绘制出的基因图谱，了解第1和第11染色体的卟啉症基因是否相同或是接近。

究竟宋朝帝皇有没有精神病遗传基因，就让以后的科学家去找出答案吧。

有人把历代235位帝王的寿终年岁拿来计算，
可怜的皇帝平均只活了短短38年（虚岁39）！

做皇帝是高风险行业？

记得当年高中会考有一道作文题目是"高风险行业"，我只想到救火员、马戏团的特技演员、飞机驾驶员等。近来阅读史书，我才知道做皇帝也算是有职业性危害的"高风险行业"！

至于做皇帝算不算一种行业，我不好判断。不过历史上有皇帝这个称号，应该是始于公元前221年，秦统一六国，秦王嬴政创立"皇帝"这个尊号，自称始皇帝。从此中国的最高统治者就称皇帝。有人统计，从秦朝开始算，共有397位皇帝（有人算出是550位和235位）。数目是否准确，很难确定。根据二十四史及其他史料，从秦始皇起，直到清末，2000多年的封建皇帝的死因，简记于下（北朝、辽、金诸帝未列入）。

皇帝真的好做吗？身为九五之尊，权倾天下，富贵显荣，手操生杀大权，有三宫六院七十二嫔妃，佳丽三千，夜夜笙歌，羡煞子民。有人把历代235位帝王的寿终年岁拿来计算，可怜的皇帝平均只活了短短38年（虚岁39）！难怪康熙皇帝感叹古来白发天子无几人！再分析这些皇帝的死因：只有2/3是因病安枕而死；

其他1/3可以说是"不得好死"！

要知道，中国人祈求的是"五福临门"，而五福的最后一福是"考终命"。"考终命"就是善终，是一般人所说的"好死"。人们希望在离开这个世界的最后一刻，没有痛苦、横祸，能够了无牵挂、安详自在地离开人间。那叫福气！

读过清史专家陈桦教授所著2008年出版的《光绪之死大揭秘》一书，书中说到清朝皇帝光绪（1871—1908）的死亡原因。他是被下毒，因急性砒霜中毒而死。

其实，历史上，皇帝被毒死，光绪并不是第一人。历朝历代这种悲剧一直在重演。这些可怜的皇帝，好多是在宫廷权力斗争中暴死。有些更是死得不明不白，不知真相，死因扑朔迷离，耐人寻味。我们不谈那些被弑杀以及猝死的皇帝，让我们看看清朝以前，每个朝代被毒死的皇帝的一两个例子。

立朝不到40年的秦朝被灭亡后，汉朝登上历史舞台，长达407年。从西汉开始，经过214年后，最后的一个皇帝平帝刘衎（前9—公元5年）是被大权在手、身为岳父的王莽在"腊日上椒酒，置毒酒中"毒死。《汉书·平帝纪》记载王莽害怕逐渐成长的皇帝会对付他，所以先下手为强，把14岁的小皇帝除掉。

接着东汉的12位皇帝接棒，直到公元220年，汉献帝（181—234）刘协接过最后一棒，禅位给三国的魏文帝曹丕，走完汉朝的全程。

在此之前，东汉的倒数第四位皇帝质帝（138—145）刘缵，

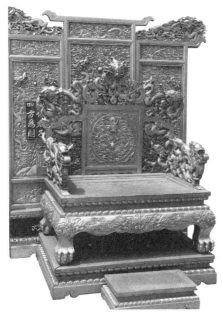

皇帝龙椅

也是死于非命。这位才7岁、不懂世事的小皇帝，乳臭未干，因为口不择言，对着推他坐上龙椅的梁冀大将军叫了一句"跋扈将军"。大将军恐怕这孩子长大后对他不利，派手下在汤饼中下了毒药，毒死了质帝。而16岁的汉少帝刘辩（献帝同父异母兄长）也是被奸臣董卓毒死。

历史走进了历时155年的晋朝，出了一个智商很低的惠帝司马衷（259—306）。他是被东海王司马越在饼中下毒毒死。食饼中毒一事记录在《资治通鉴·晋纪八》里。

然后就是历时169年的南北朝了，公元528年2月，北魏胡太后派人毒死自己19岁的亲生子北魏孝明帝元诩，可算狠毒！

跟着只存续37年的隋朝，开国文帝杨坚的二儿子杨广将父皇杨坚毒死在病榻之上，篡得皇位，成为隋炀帝。

至于唐朝，《唐书》和《资治通鉴》有记载，唐朝第四任皇帝中宗李显是被野心勃勃的韦皇后和女儿安乐公主"于饼馐中进毒"毒死（也有人认为李显是死于心脑血管病）。而唐朝末代皇帝17岁的哀帝李柷禅位给朱全忠后，还是被鸩杀，难逃一死。

五代时期的南唐李后主（937—978），是被宋太宗赵光义（939—997）赐予牵机药（马钱子），在他生日七夕那天死去。

宋朝开国皇帝赵匡胤（927—976）死于"斧声烛影"之夜的宫廷政变。传说是弟弟太宗由医官程德玄提供毒药，毒死兄长篡位。据说太宗精于此道，《宋史》《续资治通鉴长编》卷二十二、《涑水记闻》等书都有记载赵光义曾用毒酒杀人。

元朝第十二位皇帝明宗和世㻋（1300—1329）在位八个月，也是在宴请弟弟文宗时，被弟弟毒死。

明朝的光宗朱常洛（1582—1620），因为纵欲过度而生病了。传说是其老爸万历帝宠爱的郑贵妃派亲信贴身太监崔文升为他治病开药，而没有找太医。后人认为是郑贵妃的毒计，以医病为名，毒死了才登基不到一个月的明光宗。

读过这些史料，大家会觉得皇宫并不是一个安全的地方。宫殿看上去富丽堂皇，里面却是杀机重重，随时随地可能命丧黄泉。有宫廷侍卫又如何？

已故武侠小说作家古龙有一句名言："最危险的地方就是最安全的地方"，反过来，"最安全的地方就是最危险的地方"，这说法何尝不是同样有理？而且最亲近最亲密的人，也许是最要命的杀手——父母、岳父、妻子、儿女、兄弟姐妹、大臣、太监、妃嫔甚至太医，都可能是追魂夺命者！在权力斗争之下，是没有什么亲情与道义的。当然，太子之间争宠、争权，斗个你死我活，手足相残，用毒暗杀，这类事件，同样屡见不鲜。这是人性的劣点，也是人性的悲哀。

皇帝会随时死于非命，的确，做皇帝这一行，真的是"高风险行业"！

古代皇帝为了长生不老，希望活到万岁万万岁，

迷信道士丹药，结果多因慢性铅中毒而死。

毒死皇帝的是什么毒药？

在上一篇《做皇帝是高风险行业？》中，讲到历朝历代都有皇帝被毒死的事件发生。

可惜的是，翻查过好些史料，里面只是提到皇帝喝了毒酒，或是吃了掺有毒药的饼而一命呜呼。对于这些受害者究竟吃了什么毒药，则少有记载。

由于古代的生物、化学科学不发达，人们对于毒药没有那么多的认识，所以古代的皇帝陛下不可能是吃下氰化钾（KCN），或是氰化钠（NaCN）、氰化氢（Hydrogen cyanide，HCN）、氢氰酸（Hydrocyanic acid）等会致死的物质。氰化毒品和红细胞的血红蛋白紧密结合，使其失去带氧的功能，使人缺氧窒息而死。

古代没有人懂得用针筒把大剂量的钾注射到人体内，使心脏停止，立即丧命。也没有人会注射好几百倍剂量的胰岛素来谋杀别人，因为胰岛素是在1921年才被发现的。在此前更没有人懂得用放射性的化学元素来杀人。

古人所常用的重金属毒药大多是砒霜（砷）。至于汞（水

银），它的化合物如二甲汞是一种剧毒，0.001毫升的二甲汞也足以使人立即身亡。但如果误吞水银，因为它是金属汞，是一种没有"活性"的金属元素，在肠道内不会发生化学变化，也不会在肠道内被吸收，故一般不会引起中毒。除了少数人会出现一些症状外，大多数是没有症状的。这些金属汞过些时候会跟着粪便排出体外。

至于重金属铅中毒，那多数是慢性中毒。古代皇帝为了长生不老，希望活到万岁万万岁，迷信道士丹药，结果多因慢性铅中毒而死。

鸩酒是我们常常听到的一个名词。鸩是一种有毒的鸟。传说中的鸩酒，就是浸泡鸩鸟羽毛的酒。人喝下去之后不久，内脏溃烂，虽然不能言语，但是神志清醒，无痛而死。古代鸩酒一直被当作皇宫谋杀、赐死的上品。

古代的一些史籍如《史记》《汉书》中，都记载有鸩酒。不过，现在的生物学中似乎没有记载鸩这种鸟。鸩这种动物是否存在还是已绝种，仍需考证。现代人认为：鸩酒可能是掺入某种毒性很大的毒物（如乌头、毒芹汁等等）的酒。这些炮制过的酒都可称为"鸩酒"，不算是一种特定的毒药。人们习惯把毒酒叫作鸩酒，这名词也渐渐成了毒药的代名词。

至于郭沫若先生话剧《孔雀胆》中所说的孔雀胆（不是孔雀的胆囊），只是传说中的毒药而已。

其实，古代毒死帝王的毒药（包括欧洲的帝王），多数是用砒霜这种重金属制成。2008年11月，多家报纸报道在北京召开"清光绪皇帝死因"的研讨会，证实清朝皇帝光绪（1871—

1908）是死于急性胃肠性砒霜中毒。

我们在大戏和武侠小说里常看到或读到"鹤顶红"这种毒药，某某皇帝要处死大臣、妃嫔，就赐予鹤顶红酒让他们喝下，令他们自我了断。在喝下皇上"恩赐"的毒酒之前，还得先下跪，三呼万岁，谢主隆恩！这种毒药虽然叫"鹤顶红"，但是它和我们在内蒙古所见到丹顶鹤头顶上的红肉冠"丹顶"毫无关系。"丹顶"是没有剧毒的。古人所说的鹤顶红其实是有剧毒的砒霜，是不纯净未经加工的红信石（三氧化二砷，As_2O_3）。由于它呈红色，故称"鹤顶红"。砒霜（砷）的毒性和氢氰酸的作用机制——缺氧窒息——相似。

有很多毒物是草本药物。在刘弘章、刘浡父子著的《是药三分毒》（中国友谊出版公司2007年）这本书的附录里面，列举了

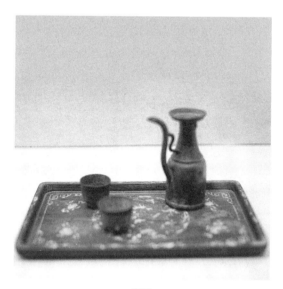

毒酒

明朝时期太医刘纯和等对药材的分类，其中有132味急毒药材和911味慢毒药材，包括砒石及蟾酥等，都是列入"太医黑名单"的，可供参考。

举几个例子：名单中有乌头、附子，皆含有毒的乌头碱，它的毒性能引起心室心律失常、心室纤维性颤动（室颤）或心动过速，在24小时内死亡。洋金花也叫曼陀罗花，含生物碱天仙子胺、东莨菪碱，以及阿托品等，能引起中毒。夹竹桃含多种强心苷成分，也会引起心律失常，使人因循环衰竭而死。还有毒芹（毒人参），含有有毒生物碱，能在数分钟内引起四肢麻痹、呼吸肌麻痹窒息而使人急速死亡；钩吻（又名断肠草）含10多种生物碱和钩吻酸，都是剧毒物质。

这里要谈谈马钱子，也叫作牵机药，它之所以出名，是因为它毒死了五代时期的南唐后主李煜，宋朝王铚的《默记》里记载了此事。只因为李后主赋了《虞美人》这首词，词中有"故国不堪回首月明中"的字句，宋太宗闻悉，知道李后主还在思念故国，龙颜大怒，命秦王赵廷美赐牵机药，将他毒死。马钱子的主要成分是番木鳖碱（即士的宁）和马钱子碱。吃下马钱子后10～20分钟，毒性发作，脸部、颈部肌肉僵硬，伸肌和屈肌同时强烈收缩，引起极度疼痛，全身抽搐不止，出现强直性惊厥。最痛苦莫过于中毒者仍然神志清醒，忍受剧痛，最后头部与足部佝偻相接，有如弯弓的形状。由于身体状似牵机，所以毒药叫"牵机药"（古籍："头足相就如牵机状"）。牵机药与"钩吻""鹤顶红"同列历史上最有名的3种毒药。

据悉，慈禧太后曾命令太医依照她所说的光绪病况，

写出假脉案，还要描述皇帝患重病的假象。

谈古论今说病历

过去几十年来，很多学者着力研究清朝光绪帝（1871—1908）的死亡原因。当然，学者们会参阅与光绪帝有关的文献、历史档案以及记录他健康状况的医案（或脉案）等等。

把清朝末代皇帝溥仪的自传《我的前半生》里老太监李长安的一番话，以及《方家园杂咏纪事》和清朝名医屈桂庭所写的《诊治光绪皇帝秘记》相比较和对证，不难发现其中有很大差别和矛盾之处。究竟谁是谁非？以谁的记录为准？

本来御医的医案、脉案是实录，而且清朝的御医制度是相当严谨的。那些被清朝太医院选中委派进入皇宫"请脉"的御医，在诊治过后，要开药方，监督制药、煎药过程，臣子尝药后加上封条密封才能进药。这一连串的行动，一切有关所开药方的药性、治疗法，都得详细记录。所以光绪帝的前任同治帝患了天花，是存有医案记录的。

御医诊治后记录医案必须手抄，逐日记载，所以才有《皇上进药底簿》《皇后进药底簿》等等档案。这些文件不得对外泄

露，就好像今日的医疗制度，要绝对为病人保密。

清朝的宫廷医案还有所谓的临终脉案，把宫廷内的显贵病笃时的一切情况记录在案，如乾隆帝、嘉庆帝、同治帝的临终脉案，都是很丰富、很有价值、可供后人研究的医案。

据悉，慈禧太后曾命令太医依照她所说的光绪帝的病况，写出假脉案，还要描述皇帝患重病的假象。大概慈禧太后非常痛恨光绪帝连同一些大臣搞政变，推行维新变法，夺取她的权力，早已萌废帝之心。她想以光绪帝病重、不能胜任帝职为由，伺机撤换皇帝。既然如此，从这真假难分的医案、脉案，又如何知道光绪帝的真实病况？这些脉案是否可靠和可信？

今天，如果医生在医疗记录做手脚，造假、涂改、增添、删除，肯定会被医学理事会检举，暂停或吊销行医执照，或将其从医生名册上永远除名，让其不得行医。可惜清朝并没有这些监控制度，还偏偏碰上拥有至高无上权力、为所欲为的慈禧太后。

清朝大臣曾指令御医杜钟骏在他的医案删除"此病不出四日，必出危险"的字样，恐怕会吓到皇上（记于杜钟骏的《德宗请脉记》）。这些医案被更改和删除，后人又如何知道病况实情？

远在南北朝就有医书记载临床实践病例。当然，也有些医疗记载属于轶事或传说，近乎荒诞！例如南北朝名医褚澄治疗一个患了5年冷疾的病人，病人服药后吐出13只雏鸡，霍然而愈！这些雏鸡怎么可能留在胃里那么久，还没有被胃酸消化掉！

中国医学史上有为数不少的医学宝典。最早的个别病历记录收集在《仓公诊籍》里。仓公又称淳于意（前216—前150），是西汉文帝时期的名医。他的女儿就是"缇萦救父"故事的女主角。缇萦的孝心感动文帝，从而废除肉刑（脸上刺字，割掉鼻子，砍左右趾等）。仓公在诊籍中记录了宫廷的王侯和家属、官吏、随从的一些案例，包括个人资料、病情脉象、治疗方法、药物、效果（痊愈或死亡）等，也分析医疗失败的原因。而后来南北朝的李修、王显等御医亦各著有《药方》多卷，如宋建平王《典术》120卷、北魏李修《药方》110卷、王显《药方》35卷。

谈古论今，我们谈谈今日的医疗记录（medical records）或是病例或病历记录（case notes）。

医院对病历记录有很严格的要求，医生、医科学生及医护人员等都得遵守。主治医生在诊视病人后要尽快把病人的诉说、当日诊断结果、病况进展或是变化、所有的检验报告，以及接下来为病人治疗的计划等等都清楚记录下来，字体不得潦草，避免用负面文字，或是以蔑视态度描述病人。看病人的时间、日期都得记录在案。且切忌在记录里宣泄不满情绪，或对同事批评、含沙射影等，以免有损专业道德。

病历记录是有法律责任及约束力的文件，可以在医患纠纷以及诉讼时作为呈堂证据。例如，当患者一方控诉医生专业上失职或疏忽时，病历记录的内容就是有力的证据。依此，可以让患者讨回公道，或还被误告医者清白。除此之外，如果病人进入别家医院，只要取得他过去的病历记录，就知道他过去患病的历史，也就可避免重复已做过的检验程序，以免费时失事。病历记录也会注明病人是否对药物敏感。再者，保险公司、一些医药福利团体，受聘前进行健康检查，医生可征得病人同意，申请医药报告，或参阅病历记录。

病历记录属于机密文件，医护人员有义务为病人保密，妥善收藏这些文件，不得销毁。除了获得病人同意外，病人资料不得外泄，否则会触犯专业守则。

总之，病人的医疗记录十分重要，是毋庸置疑的。

中国有哪些皇帝患过痛风？我查阅了一些书籍，却很少提到皇帝患有痛风及痛风性关节炎。其实那是不奇怪的事。

元世祖患痛风？

古代的帝王将相和高官权贵，每餐都是美馔佳肴、山珍海味，吃得好，喝得好。但这些让人大快朵颐的食物，都含有很高的嘌呤，会导致痛风（gout）。痛风也被称为"帝王将相病""富贵病"。

痛风和糖尿病、冠心病、高血压、动脉硬化以及肥胖症、血脂紊乱等疾患有关，都是文明社会的"产物"。如今它已不是富贵人家的"专利"了。

酒也会刺激嘌呤增加，导致血尿酸增高和血乳酸增高，抑制肾脏对尿酸的排泄。2004年，美国哈佛大学的学者在《柳叶刀》发表研究报告，他对有关问题进行了12年的研究，指出啤酒能代谢为"嘌呤"，进一步代谢为"尿酸"，和痛风息息相关。

痛风即高尿酸血症。它由嘌呤代谢紊乱所致，引起痛风石沉积在软组织内，如关节、耳轮软骨、手脚、肢骨甚至心瓣、肾脏，引起痛风慢性关节炎和关节畸形，常常牵连肾脏引起慢性肾炎以及尿酸肾结石。痛风的多数患者是因先天性嘌呤代谢紊乱，是有家族遗传倾向的疾病，但大多原因尚未阐明。有些是继发性痛风，是由肾病、白血病、药物等引起。在传统医学中，它属于"痹证"范畴。《医学准绳六要·痛风》有记："痛风，即内经痛痹。"清代医家唐宗海（1846—1897）的《血证论》："痛风，身体不仁，四肢疼痛，今名痛风，古曰痹证。"

人们对痛风认识的历史究竟有多久？早在公元前5世纪，希腊医学之父希波克拉底（Hippocrates）就记载过痛风的临床表现。在11世纪，人们是用guta这个名词（拉丁文，为一滴的意思。认为痛风是一滴一滴的毒素毒害关节所引起的疾病）称痛风。直到13世纪，荷兰医师Vielehardouin才用gout这个名词称痛风。至于对痛风与高尿酸血症关系的研究，已是1797年了。英国医生William Wollaston（1766—1828）分析出尿酸钠盐，解释了痛风和尿酸的关系。1848年，英国医生Alfred Garrod（1819—1907）测出痛风病者的血液中有尿酸的存在。

外国历史有记载，神圣罗马皇帝查尔斯五世（Holy Roman Emperor Charles Ⅴ，1500—1558，也是西班牙查尔斯一世）就因为严重的痛风而退位。他的儿子西班牙菲利普二世（Philip Ⅱ of Spain，1527—1598）也患了痛风及肾病。英国、法国也有多位帝皇患有痛风，如亨利八世（Henry Ⅷ，1491—1547）、詹姆斯一世（King James Ⅰ，1566—1625）及乔治三世（George Ⅲ，1738—1820）等，法国的路易十六（Louis XIV，1638—1715）、查尔斯五世（Charles Ⅴ，1338—1380），以及他的父亲、祖父都是痛风患者。

中国有哪些皇帝患过痛风？我查阅了一些书籍，却很少提到皇帝患有痛风及痛风性关节炎。其实那是不奇怪的事。传统医学书籍不会记录"痛风性关节炎"这个医学名词，很多种类的关节炎，如风湿热病、风湿性关节炎、类风湿性关节炎、增生性脊柱炎、关节强直性脊椎炎、系统性红斑狼疮关节炎，以及压迫颈部脊髓或颈神经根的颈椎间盘退行性增生，都属于传统医学的"痹证"范围。痹证不等同于痛风。东汉名医张仲景（150—219）以"历节病"来命名类风湿性关节炎，指出那是一种特殊的顽固性痹证。但他没有提到痛风、痛风性关节炎这些名词。

当时人们对于痛风及痛风性关节炎是没有概念的。只有骨骼里有尿酸的针形结晶沉积，才是痛风的可靠病征。可是又怎么知道查尔斯五世患有痛风？前面说过，人们到了18世纪才知道关节炎和尿酸有关，而查尔斯五世是16世纪的人。答案是：科学家曾对他的一截小手指尸骨进行测试，分析发现这截小手指尸骨中含有尿酸晶体。

在章恺编著的《正说元朝十五帝》一书中有一段记载。元朝的第五位皇帝元世祖忽必烈（1215—1294）是痛风病患者。他丧妻丧子后，深受打击，于是"寻求安慰，他转向酒和食物。过度饮酒，使他的健康成为问题……过于肥胖和痛风折磨，……在宫中去世。"正史中也有记载：忽必烈素有足疾（猜想是痛风大脚趾的跖趾关节炎），晚年体弱多病，相臣常不得入见……可惜我们不能用科技方法检查其骨头里是否有尿酸晶体，从而证实其痛风症。

　　无论如何，现代人应该对尿酸和痛风有认识，尤其是近年来痛风的发病率有逐年增加甚至有年轻化的趋势。以前少有所闻亚洲人患痛风。究其原因，是亚洲人的食物以含少量嘌呤的米饭蔬菜为主。由于饮食习惯的改变，含有蛋白质类的食品如动物内脏、贝壳海鲜类的食用量倍增。这些食物含有尿酸的前体物质——嘌呤，使血尿酸增加，从而使痛风继糖尿病后成为一种流行疾病。

　　痛风最常见的症状是突然间大脚趾关节剧痛，有时连脚踝、膝头、手腕、肘关节等处也会疼痛。症状会持续7～10天，就算不去医治，疼痛也会逐渐消失，关节功能恢复正常，但是很可能复发。这样反复发作的痛风，会使关节受到永久损害，最终导致

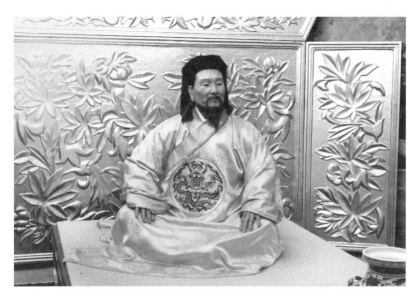

元世祖忽必烈

关节畸形。而痛风也会恶化。

治疗痛风不但要用药物缓解急性关节疼痛以及预防复发，而且还要降低高血尿酸，防止尿酸盐沉积在肾脏、关节等处，引起并发症。

除此之外，还得注意保持良好的饮食习惯（食用低嘌呤、低脂肪食物），摄入充足水分，戒除烟酒；养成好的生活习惯，定时运动等；此外还要定期检查身体，预防、提早发觉和治疗糖尿病、肥胖、高血压、高血脂等。

美国爱因斯坦医学院的内科主任哈定（John Hardin）教授在2002年说过："痛风是90%由基因遗传、10%因生活方式造成的疾病。它不像天花是可以消灭的。直到我们能够控制基因的那一天，痛风会和我们在一起。"目前公众对痛风的认识不深，因此保健教育是有必要的。

被逐出皇宫的废太子朱见深，众叛亲离，
无人理睬，受人冷落。他悲惨的童年生活，
一直由这个年龄比他大17岁的宫女万贞儿陪伴和服侍
（其实是保护）。

皇帝的母子情结——明宪宗与万贵妃

这里不谈临床医学，谈谈心理学的问题。

在精神病学或心理学中有一种精神"病"的倾向，叫作恋母情结，是指孩子有一种依恋、爱恋母亲的心理倾向。男孩子心理上以及行为方面会听从和依恋妈妈，好像长不大似的。一般正常情形下，男孩在长大后，会抑制恋母情结，认同和自己同性别的父亲。

恋母情结这个名词是奥地利精神病学家弗洛伊德（Sigmund Freud，1856—1939），根据希腊神话故事主角俄狄浦斯（Oedipus）的名字所创。俄狄浦斯娶了另一国家的新寡王后伊俄卡斯特（Jocasta）为妻，生下2男2女。事后他才知道这女人原来是他的生母！他懊悔不已，把自己的眼睛挖出，自我流放。生母也羞愤自尽。事实上，他并没有恋母情结。

这个神话有点像莲花色尼前生七种恶报的佛教故事。其中有和女儿一起嫁给了自己的儿子的乱伦故事！（参阅钱文忠著，2007年上海书局出版社出版《玄奘西游记》第17讲）

弗洛伊德的"恋母情结"故事中，母子二人发生乱伦行为。个人认为使用这个名词，会误导别人。有人解释这种恋母情结其实是一种情绪和行为，源自男性自小缺乏母爱，成年后内心仍怀有对母性关爱的强烈需求和极度依恋。虽然他仍然会追求异性，但这并非出自真正的爱恋。他只不过是出于对母性的渴望。他内心深处真爱的人，是自己的母亲或是记忆中、印象中一个与母亲最相似的女性。

恋母情结中的对象不单指生物学意义上有DNA血缘关系的亲生父母，而是心理上的父母——对象是那些年龄较长、有母性形象或行为表现的人。有恋母情结的男性，由于心理上过于依附母亲，会显得懦弱，无主见和自主意识，缺乏进取精神。也许他害怕失去这种"母爱"，所以时刻看着母亲的脸色做事，渴望母亲呵护。

所以，恋母情结应该属于一种心理上、感情上的"母子"情结，而不是带有性欲的畸形、乱伦行为。

人们往往把有年龄距离、女大于男的婚姻结合，冠以母子恋、姐弟恋的称号，似乎个个年轻丈夫在心理上都有着爱依附年长女性的个性，认为这样的夫妇不相配，是"极不寻常"的结合。至于二人之间是否有爱情，旁人很难说得准，恐怕只有二人自己才知道。难道真挚的"忘年"爱情是不能存在的吗？

中国历史上也出现过有这种恋母倾向的皇帝，比如明朝的皇帝宪宗朱见深（1447—1487）与万贵妃，熹宗朱由校（1605—1627）与乳母客氏，以及清朝光绪皇帝（1871—1908）和慈禧太后。他们之间有着复杂的"母子亲情"关系。其实，他们的故事可以用来作心理学或精神病学甚至社会学的个案研究。

历史上对这三位女性的评论多是负面的。我们不妨客观去比较这三人的感情生活，分析和比较她们与皇帝之间的母子情结究竟是否有所差别。

要谈明朝第八位皇帝宪宗朱见深与万贵妃的感情，就得先从历史上的土木堡战役（1449）说起。朱见深的父亲是当时的皇帝英宗朱祁镇（1427—1464）。英宗御驾亲征，迎战来犯国土的蒙古军，不幸在土木堡战败，被敌人俘虏。国不可一日无君，于是同父异母弟弟朱祁钰（1428—1457）临危受命，当上皇帝，是为景泰帝代宗。他想长久地占有皇位，废去才5岁的侄儿朱见深的太子之位，让自己的儿子朱见济取而代之，为儿子日后承继皇位铺路。朱见深后来更被贬为沂王，被令迁出皇宫，一直到父亲英宗被送还明朝，重登帝位。

祖母孙太后深知宫廷内的争斗危机四伏，恐怕这个嫡孙会遭遇毒手，于是在朱见深刚2岁时就派了19岁的万宫女做他的"保姆兼保镖"。

史料记载，万贵妃小名贞儿，本来是孙太后宫中的一名宫女，4岁就被选入宫中，从小到大都在宫中生活和成长。不过没有记录她是否读过书、受过教育。万贞儿长大后被选往东宫服侍朱见深。

我们有理由相信万贞儿的前半生，是单纯、纯良、忠心、勤奋、有责任感、值得信任、能委以重任的。否则孙太后不会把孙儿朱见深这个宝贝皇太子托付给这名宫女。

被逐出皇宫的废太子朱见深，众叛亲离，无人理睬，受人冷落。他悲惨的童年生活，一直由这个年龄比他大17岁的宫女陪伴和服侍（其实是保护）。在朝不保夕的艰苦孤独的日子里，万宫女一直在身边守护着他，二人相依为命，患难与共。对朱见深来说，万宫女就是他的母亲、阿姨、姐姐、友伴，是可依靠信赖的人，也是他的精神支柱，于是对万宫女有了深厚的、刻骨铭心的情感。

5年后的一场"夺门之变"，父亲英宗重登帝位，朱见深搬回东宫，恢复太子地位，那时候他已经10岁了。

在以后的岁月中，这个单纯善良的宫女竟然摇身一变，成为面目狰狞的恶毒妇人，则让人始料不及了。

很可惜，万贵妃前半生种种善行，
只因后半生的劣迹昭彰而被彻底一笔勾销，
还落得个众人唾骂的下场。

再谈万贵妃

明朝第八位皇帝宪宗朱见深，在宫外过了5年废太子的艰苦放逐生活。后来的一场"夺门之变"，其父英宗重登帝位，朱见深才搬回东宫，恢复太子地位，那时候他已经10岁了。

在接下来的日子里，就产生了很大的变化。朱见深进入青少年期，身体开始有了生理变化，他对万宫女这日夕相处的女子，也产生微妙的感情，二人之间有了不寻常的亲密关系。

1464年，18岁的朱见深因父皇英宗病逝，继承了皇位，是为成化帝宪宗。

朱见深继位后一年多（1466），万宫女为他生下一个儿子，跟着受封为贵妃。可惜孩子在第二年就夭折了。美人迟暮的万贵妃此时已接近更年期，此后也难以怀孕。尽管如此，朱见深仍然对万贵妃宠爱有加。

大概遭受丧子之痛打击，万贵妃性情大变，出现心理变态，俨然变成另外一个人。她已经不再是纯洁善良、忠心耿耿的万贞儿。惧怕失去至爱的人，加上强烈的占有欲，使万贵妃残酷冷血，不择手段，买通太监给怀孕的妃嫔灌药，导致"饮药伤坠者无数"。她要摧毁所有怀了皇上龙种的女人。这种行为的动机，是出于嫉妒和怨恨的心理。自己的亲生儿子死了，她也不愿意见到别的女人为皇上生孩子，害怕皇上因而移情别恋。她行为卑劣，自私恶毒，令人不齿。不过，个人不认同

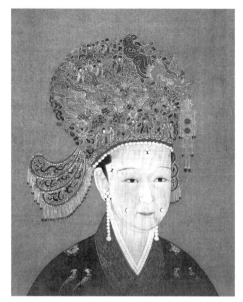

万贵妃

《明史》所云她怀有"母以子贵"的梦想的说法。其实，一个女人要为自己心爱的人生孩子是很正常的心理，不相信她怀孕是为了自己的权利及权力。

万贵妃对朝政没有多大的兴趣，没有积极参与和干预。明朝历代都有宦官、阉臣（太监）当道，宪宗朝也不例外。这些人懂得攀附、利用万贵妃的地位，狐假虎威，搅乱朝政。她只是想占住心爱的人，这一心理造成她在宫内霸道。万贵妃从小在宫廷里长大，推想是个受教育水平不高、没有远见、不会深谋、缺乏智慧、处事手法不高明的女子。说她是个懂得使用媚术或工于心计、有野心的女人，个人亦不认同。

《明史》中记，"（帝每游幸，（万）妃戎服前驱……）"。

每次皇帝出游，万贵妃总是穿着戎装，骑着马为前驱，或佩刀侍立左右，给朱见深一种新鲜感，有人认为这是万氏得宠的关键。其实，她一直义无反顾地护卫着她的主人，以这样的穿着打扮，执行"保镖"侍卫工作，是不足为奇的。又何须说她刻意给主人以新鲜感来争宠呢？

对于这两人的结合，后人多以世俗的眼光以及封建思想准则来看待，认为这样的年龄差距（17年）极不寻常，是不相配、不可能的畸形、不伦之恋的结合。他们对万贵妃充满蔑视，认为"妇人以纤柔为主，万氏身体肥胖，与纤弱相反，而获异眷……"，如果她不是"心机甚重"，怎可能获得皇上的宠爱？更令人捉摸不透、觉得稀罕的是，皇帝空有年轻貌美的皇后与众多妃嫔，而他所钟爱的人，却是这个年纪比他大17岁的万贵妃！其实细心想想，就是那段患难与共、相濡以沫的日子，奠定了他俩相爱的基础。

中国台湾文史家庄练（苏同炳）《中国历史上最具特色的皇帝》一书里（2008年，百花文艺出版社出版）说朱见深是在十多岁时被万氏这个成熟女性"引诱"破身，失去童贞。书中对这个飞上枝头做凤凰的小女子，批评，蔑视，质疑他们的感情。本人对这种说法不敢苟同。为什么不是在两情相悦的情形下以身相许的结果！

真正的爱情，不会把贫富贵贱、门户出身、美丑肥瘦、年龄差距、学历信仰、肤色种族等等视为结合的障碍，重要的是两人是否真心相爱，其他的不算是问题。

明朝沈德符的《万历野获编》记载，58岁万贵妃"挞一宫婢，怒极气咽，痰涌不复苏……暴亡"（1487），推测她长期患有高血压，在盛怒之下，引发急性心脏病，心脏衰竭，引起急性肺水肿（痰涌）而猝死。

宪宗深受打击，辍朝七天，伤心欲绝，感叹说："万侍长去了，我亦将去矣！"把她厚葬在十三陵区内，靠近定陵（万历帝陵寝）两公里的地方，而不是在西郊妃嫔的葬地，可见宪宗对万妃宠爱之深。这两人之间有着很复杂的情感，是母子？姐弟？友伴？不过，真挚的爱情肯定是存在的。

这个忠心护主的卑微宫女，如何为她盖棺定论呢？有人认为："她不是十恶不赦的坏人……"，"卑劣、残忍、恶毒不是她的本性"，"只是嫉妒彻底毁灭了她的一生，使她失去理智，令她专横跋扈，不顾一切，毫无顾忌报复、攻击威胁到她的人，掀起宫廷斗争。对她来说，为了照顾落难皇子，她付出了许多。她所接触到的朱见深也许是她生命中第一个及唯一的男人。38年来，她一直无怨无悔陪伴着这个男人。爱有如眼里容不下一粒沙，占有欲，嫉妒心，自私心，自卑感，缺乏自信，缺乏安全感，害怕失去……她把朱见深当作是属于她的，是她生命中不可缺的人，她不能容忍任何人把他抢走……她害怕失去爱，也害怕皇上移情别恋。为了她的爱情，她必需付出代价"。

很可惜，万贵妃前半生种种善行，只因后半生的劣迹昭彰而被彻底一笔勾销，还落得个众人唾骂的下场。连《明史》也对她没有好评。

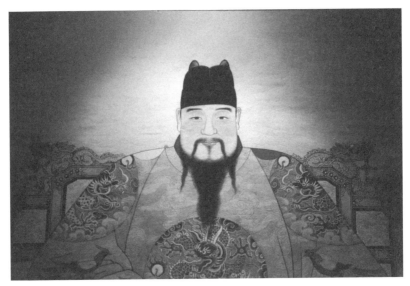

明宪宗朱见深

　　而明宪宗朱见深，史学家对他的定论还是正面的。《明史》说他"恢恢然有人君之度"。他性格安静、谨慎、宽和、仁厚，信任大臣。他有感恩之心、不记仇恨、重情重义、忠于感情。

　　那么他为什么能够纵容和容忍甚至宽恕万贵妃这个毒如蛇蝎的妃子的行为呢？那就要重温他们两人的过去。朱见深幼年时被逐出东宫，在外头孤独地过着悲惨甚至杀机重重的日子，随时随地会丧命，令他感到恐惧。幸亏有万宫女一直在身边守护着他，不离不弃，患难与共，给予他安全感，温暖他的心。这些经历，令他刻骨铭心。无可否认，他是真正喜欢这个比自己大17岁的宫女的。他心存感恩，难以忘怀过去她曾经为他所作出的牺牲以及付出。所以终其一生，感情上他没有移情别恋。像他这样重情重

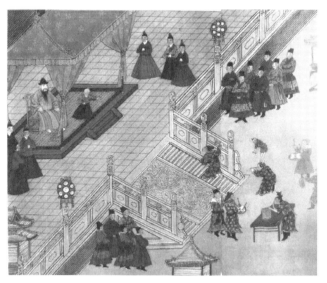

明代宫廷画 明宪宗元宵行乐图

义、忠于自己"感情"的人，世界上又有多少？

　　尽管大臣们因为皇上没有后嗣而焦急，上疏请皇帝"溥恩泽"，恳求皇帝多宠幸宫中其他的嫔妃，多生几个龙子，可是他仍然专宠万贵妃。

　　宪宗的感情观是专一，忠于伴侣，重夫妻情分。有一段记载，说从小就陪侍他的都督同知马良甚得宠信。当他得知马良丧妻不久续弦，认为马良"夫妇之情，何其薄也？"便疏远了马良。

　　其实我们不应对宪宗纵容和容忍万贵妃而责备他软弱无能、自卑，更应该看到他大度、仁慈、敦厚、包容的个性。他登基后不久，一名叫黎淳的官员上奏要求追查当年被景泰帝放逐的事。

他竟然批答："景泰事已往，朕不介意"。连在册立皇后时有过舞弊嫌疑和欺君之罪的太监牛玉，也只是被宪宗从轻发落，发配去明孝陵种菜。

宪宗还是一个注重孩子教育的父亲。他的继承人孝宗很小就"出阁讲学"（皇太子接受正规教育），集天下英才，严厉督促其学习。

万贵妃犯了那么多的过错（也不知他是否知情或过后知晓），宪宗还能对她容忍，所以史书说宪宗性格懦弱。不过我推测，是因宪宗对她的敬畏与深爱，既往不咎宽恕了她。

皇帝的母子情结——明熹宗与乳母客氏

这里要说的是明熹宗（1605—1627）和乳母客氏的母子情结。

乳母就是奶妈，客氏姓客名叫印月，也叫巴巴。历史上称她为乳母客氏。她年幼时嫁入侯家为人妻，18岁就做了母亲。明熹宗朱由校出生后，就是由这个选入皇宫做奶妈的客氏来喂养，朱由校是吃她的乳汁长大的。对朱由校来说，她有哺养之恩，亲如他亲生母亲，两人的年龄差距18岁左右。从心理上，朱由校从小就依恋她，甚至敬畏她如母。本来，按照那时皇室的规定，皇子在断奶（5~6岁）之后，乳母必须离开宫廷。但自幼跟着奶妈长大的朱由校，对客氏十分依赖，不肯让她离开自己。

客氏也和宫内的一名太监魏朝有私情，后来又"移情别恋"，喜欢上太监魏忠贤。《明史·宦官列传·魏忠贤》记载："乳媪曰客氏，素私侍朝……，及忠贤入，又通焉。客氏遂薄朝而爱忠贤，两人深相结……"后来两人更设计把魏朝干掉。

客氏"为老不尊"，教导长大的朱由校淫乐，喂他禁果。血

143

气方刚的皇上被她引诱，关系的确不寻常。客氏周旋在几个男人之间，所以史料记载客氏淫乱，是有根据的。

《明史》记载："帝大婚，御史毕佐周、刘兰请遣客氏出外，大学士刘一燝亦言之。帝恋恋不忍舍，曰：皇后幼，赖媪保护……"意思是说：熹宗到了十七岁大婚，册封了皇后。朝中大臣提醒皇上应该把客氏遣出宫外，但是熹宗借口皇后还年幼，需要乳母保护，挽留客氏留在宫内。这样他才能够常常接近乳母。难怪有人推测皇帝大婚之前，他们已有更深一层的关系。不但如此，朱由校对客氏恩宠有加，当上皇帝后10天，就封她为奉圣夫人。

客氏在皇上大婚后还赖在内宫不走，引起了朝中大臣的强烈不满，集体向皇上表态抗议。熹宗不得不下旨将客氏遣出皇宫。可是过了不久，依赖成性的熹宗，对乳母牵肠挂肚，难以舍离，思念成疾，他不顾众人反对又将客氏接回皇宫。

这事记载在《明史》里，道出了熹宗的依恋心理："若失魂魄，不食者数日"。他对臣下说："朕思客氏朝夕勤侍朕躬，未离左右，自出宫去，午膳至晚通未进用。暮夜至晓臆泣，痛心不止，安歇勿宁，朕头晕恍惚。以后还着时常进内奉侍，宽慰朕怀……。"

得势的客氏，嚣张狠毒，加上熹宗对她纵容，容忍她的所为，就着手在宫内排除异己。只要宫中有妃子冒犯她，就会换来悲惨的下场。客氏更容不下其他妃子怀胎。她害怕皇后、妃子如果替熹宗生下皇子，就母凭子贵，从而获得熹宗的恩宠，恐怕自己会失宠于皇上。于是客氏设法残害有孕的妃子，好多未来的皇子在胎中已遭她的毒手，连怀了孕的皇后也遭殃。不久，22岁的熹宗龙御归天，客氏也没有理由留下，被令迁出宫廷。客氏多行不义，恶有恶报。后来她被逮捕，解押到宫中处罚宫女的浣衣局，被活活笞死。

熹宗和乳母客氏的母子情结，也是研究心理学很好的个案和题材。

熹宗与乳母客氏之间是怎样的母子情结？我们不妨拿前面讲过的明宪宗与万贵妃之间的母子情结来相比，可看出熹宗与乳母客氏之间欠缺纯真情爱成分。熹宗对客氏的依恋是明显的，但客氏呢？

将万贵妃与客氏的出身、背景和性格进行比较，万贵妃4岁入宫，在皇宫里长大。19岁时被指派服侍2岁的太子（后来的明宪宗朱见深）。宫廷有规定，凡是宫廷内的宫女，不得外出，且不能嫁人，所以万氏一直是小姑独处，而客氏是在18岁生下儿子后，以奶妈身份进宫哺喂太子（后来的明熹宗）。

朱见深从小被逼迁出宫外，过着无人理睬、孤单寂寞的生活，只有纯真的宫女万氏陪伴他，患难与共。在日夕相对的二人世界里，感情更深。长大了的朱见深，不但对万氏存有感恩之心，亦产生男女间的爱恋，动了真情，年龄差距阻挡不了两人的爱情，估计两人都是初恋。

至于客氏，她对熹宗是否有真的恋情，值得怀疑。客氏周旋在几个男人之间，何来纯情？有的只是肉欲关系。后来客氏更勾结魏忠贤从宫外引进十几名"义女"供熹宗临幸。是大度包容？实际上她另有目的，想和太监魏忠贤培植自己的势力，从而巩固在宫内的大权。她喜欢的是魏忠贤，他俩在欢饮时，朱由校从树上跌下，"衣裳破裂，面部出血，客氏却无动于衷，依旧和魏忠贤嬉谈笑谑"，根本不把朱由校放在眼里。

人是会变的。得势后的万贵妃和乳母客氏都露出了狰狞面目，变得邪恶，作恶多端，使无数无辜受害。万贵妃为了她的爱情，为了拥有，下毒手铲除和皇帝亲近的"对手"。而客氏之所以要排斥其他妃嫔，除了害怕失宠，也许是想显露她的霸气。

比较熹宗与乳母客氏的母子情结、宪宗与万贵妃之间的纯洁感情，宪宗对万贵妃一往情深，至死不渝，前者则相形见绌了。

每当慈禧太后发怒，光绪帝就会"战栗不能发语""长跪不起"。

他自己的皇后人选都得由慈禧太后决定……

皇帝的母子情结——光绪和慈禧太后

前面讲过明朝宪宗朱见深和熹宗朱由校这两位皇帝的恋母情结。这里要谈谈清朝光绪皇帝（1871—1908）和慈禧太后复杂的"母子亲情"关系。

光绪皇帝的母亲是慈禧太后的亲妹妹，所以慈禧太后就是光绪帝的姨妈。慈禧太后生于1835年，比生于1871年的光绪皇帝大了36岁。有异于明宪宗和万贵妃、明熹宗和乳母客氏，但光绪帝和慈禧太后两人之间却存在更复杂的"母子亲情"关系。由于这种关系，日后演出了一出宫廷悲剧。

慈禧太后曾为亲生儿子同治帝（1856—1874）之死伤心欲绝。她还不到三十岁就丧夫，不到四十岁又丧子，寡母死儿子，可说是悲惨苦命！这坚强的女人，化悲哀为力量，支撑大局，主持御前会议，确定嗣统，一改清朝遵从辈分的惯例，她没有从下一辈皇族子弟挑选继承人，而是从同辈的皇亲中选出继承大统的人。清朝历史亦由此而改写。历史学家认为，慈禧太后之所以选中了当时还是3岁小童的光绪帝继承既是堂兄又是表哥的同治皇帝的帝位，主要是基于政治上的考虑。

起初，慈禧太后这位姨妈对光绪帝的感情不深，随着3岁的光绪帝被接入皇宫，离开自己亲生母亲，一段亲子之情才开始。光绪帝得到慈禧太后无微不至的照顾，补偿了他失去的母爱。而慈禧太后在失去爱子之余，有一个稚童在身边，流露真挚的童真，填补了她空虚的感情世界。她失去爱子同治帝，将她的母爱转移到侄儿兼外甥光绪帝身上，俨然把他当作是自己的亲儿子，还让他称呼自己为"亲爸爸"！

光绪帝的幼年时光应该是美好的。他不仅得到呵护、悉心照料，慈禧太后还很注重他的教育。她召来状元翁同龢、夏同善等人教导光绪帝读书写字。翁同龢思想开明，接触过不少西方人士，了解很多外面世界的情况，对光绪帝有很大影响。教育的熏陶让光绪帝明白为君之道，形成忧国忧民的思想。

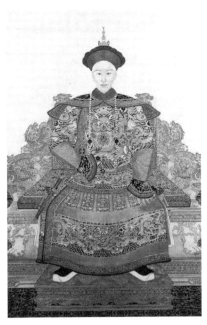

光绪皇帝

光绪帝度过了十多年美好时光，在16岁时开始亲政。当时清朝正处于内忧外患、列强入侵的时期，光绪帝也踏上了阴暗的政治历程，掀开了悲剧的序幕。

由于光绪帝从小到大都生活在一个处处被"严父"般的

慈禧太后管束的环境下，无形中形成了懦弱、胆怯、毫无主见、只知孝顺服从、看别人脸色行事的性格。光绪帝对慈禧太后有一种心理上的畏惧，每当慈禧太后发怒，光绪帝就会"战栗不能发语""长跪不起"。他自己的皇后人选都得由慈禧太后决定，后来亲政大权被剥夺，支持维新的政策被推翻，换来被慈禧太后囚禁瀛台十年的下场。历史上，光绪帝的确是一个悲剧人物。

由于光绪帝对慈禧有这种母子情结，他在心理上依附着有母亲形象的慈禧太后，表现出懦弱、无主见和不敢做决定的性格。这种情结丝毫没有肉欲成分。但作为一国之君，处处受控于慈禧太后，又有这样的性格，如何号令天下，经世济民？难怪后人批评他是奴才皇帝、傀儡皇帝。

对贬低光绪帝的这些评价，亦有人认为有欠公允。其实，他深知国家遭受列强欺凌，处于水深火热的困境。他知道要励精图治，扭转乾坤，要变法图强，挽救国家。他在亲政后翌年即1888年，就谕旨慈禧太后退隐万寿山"怡情养性"，要她靠边站！可是一向唯我独尊的慈禧太后哪里肯罢休，让光绪帝摆脱她的控制？

1894年的甲午战争，光绪帝主战，慈禧太后则主和。光绪帝为筹备军费，甚至停止修建颐和园工程，这激怒了慈禧太后，是两人间冲突的开端。

后来光绪帝发布变法诏书，起用人才，进行维新变法。甚至说："太后若不给我事权，我愿退让此位，不甘做亡国之君。"说明了他以国家为重，置个人荣誉于度外。

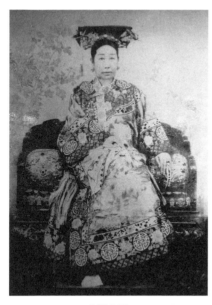

慈禧太后

可惜，1898年戊戌维新变法遭受一向唯我独尊、认为是夺取她的权力的慈禧太后反攻。变法宣告失败后，光绪帝被押面见慈禧太后，竟然被令下跪。虽然家有家规，国有国法。霸道的她却不管家与国之别，竟以祖宗的家法惩治这一国之尊，还禁锢光绪帝于瀛台，长达十年。

这样的母子亲情，之所以会反目成仇，是因为慈禧太后没有了解这从3岁就跟着她的光绪帝已经成长了，成为一个有思想有血性、忧国忧民的君主，再也不是个唯命是从的小辈。也许她自怨亲生儿子同治帝早死，让他人坐上龙椅，心理极不平衡，加上光绪帝要争取自己的个性独立，她不免觉得一手扶植的侄儿要造反，不再听命于她，产生了愤恨心理。可光绪帝还保留着对母亲的敬畏、恐惧心理，懦弱而缺乏自主意识，决心不足，意志不坚定，导致变法一败涂地，还让很多人赔上了性命！

这让我想起17世纪英国剧作家威廉·康格里夫（William Congreve，1670—1729）的名句：

Heaven has no rage, like love to hatred turned,

Nor hell a fury, like a woman scorned.

试翻译为：

当由爱生恨时，它比天堂的愤怒还要凶猛，

当女人受到轻蔑时，满腔的怒火比地狱之火更为炽烈。

用这名句来形容慈禧太后的心态，最恰当不过。

我也怀疑，张居正患病多时，
难道还有心情去吃催情药，寻欢作乐！
"四阅月不愈"，说明张居正病了很久，
估计拖了几个月甚至一两年。
可能他不是患了痔疮那么简单，
怀疑他有更严重的肛肠病如恶性肿瘤（癌症）。

张居正死于纵欲过度？死于痔疮或大肠癌？

　　近代思想家、文学家、学者梁启超先生（1873—1929）曾点评："明代有种种特点，政治家只有一张居正！"明朝（1368—1644）长达276年，能人辈出，名臣、首辅有一百六十多人。但是在梁启超心中，政治家只有一个张居正（1525—1582），给予他高度评价，不是没有原因的。他到底有什么过人的地方，能让梁启超如此称颂？

　　明朝出了好几位多年不上朝、不理朝政的皇帝，出了名的有嘉靖皇帝朱厚熜（1507—1566）和他的孙子万历皇帝朱翊钧（1563—1620）。可是明朝依然存续了276年，才被清朝取代。明朝犹如一个无人驾驭的王朝，但因为有能治国的大臣和首辅等官员把持朝政，这些皇帝就抱着无为而治的态度，安心让日子天天如是而过。万历皇帝在万历十五年（1587）的殿试中所出的考题就是"无为而治"！

张居正就是万历年间的政治家。他出身寒微，天资聪敏，勤奋好学，有抱负，有理想和信念，一心报效国家。张居正也是万历帝的老师，孜孜不倦地教导还未成年、当时还是太子的朱翊钧。张居正对这个未来皇帝寄予厚望，希望他成为千古明君。朱翊钧也对张居正毕恭毕敬，尊称他"先生"。张居正当了10年的首辅，辅助10岁登基的万历帝处理朝政。张居正虽然不是皇帝，实际上却是有实无名的君王。张居正肩负国家重任，勤奋工作，"以天下为己任，不畏讥弹，敢于担当"，"苟利社稷，生死以之"。万历朝的大儒李贽称张居正为"宰相之杰"；清代人说："明只一相，张居正是也。"

在张居正担任首辅的10年间，明朝正处于多事之秋，内忧外患，整个封建制度开始走向没落。是他推行万历新政，实行政治整顿和改革，力图振兴颓势，让经济得以恢复，使衰败的明王朝一度恢复生机，出现短暂的中兴，所以有人称他为"救时宰相"。

张居正也是个有争议的人物，很多史学家对他的评价毁誉参半，褒贬不一，认为他把"伟大与渺小、无情与重义、拒贿与好谄"集于一身。他徇私，善于权谋，独断专行，待人不善，搞两面派，陷害他人，表里不一，生活奢侈……。我以为，后世的历史学者对他的功过应重新审视、

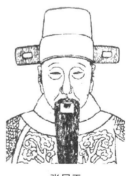

张居正

153

重新定位。

　　张居正死后不到两年就被人弹劾。时年21岁的万历帝竟然立即剥夺他在张居正死前九天所封赐的"太师"称号，撤销"文忠"谥号，而且抄了他的家。可怜被困在张府内的老弱妇孺，有十余人口被活活饿死在府内，长子张敬修也含恨自缢身亡，次子张嗣修被流放。万历帝对待一手扶持自己的恩师，竟然忘恩负义，恩将仇报！这种失去理性的行为，有人认为是因为万历帝长久处于张居正的严厉管教约束之下，又感觉到威权受到威胁，而表现出的一种反叛心理。张居正居功至伟，万历帝是很清楚的，

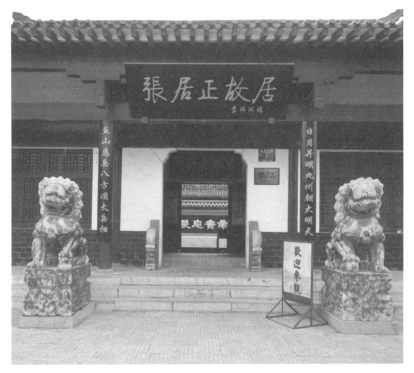

张居正故居

而且万历帝也表达过感恩之情。《明神宗实录》（神宗即万历帝）中有记录，万历说："先生大功，朕说不尽，只看顾先生的子孙……。"万历帝后来毫无情义的行为，有人认为匪夷所思。

不过，公道自在人心。接下来发生的事情，大概也是史无前例的。家破人亡的张居正，竟然使当年要推倒他的反对派，抛开恩怨，义无反顾为他鸣冤。其中有曾被张居正打压、贬职、罢官的人如赵锦，翰林院侍讲学士于慎行等，他们上书为张居正求情。因得罪张居正而引退的工部右侍郎陆光祖，复官后出任吏部侍郎，却因维护张居正又再被降职。因政见不同被张居正处以廷杖八十、被打残一条腿的都御史邹元标，不念旧恶，拖着一条残腿为张居正昭雪而奔走呼号，称赞张居正"功在社稷，过在身家"。

所幸，张居正死后不到四十年，耻辱得以昭雪。清朝崇祯年间，张居正获得平反，恢复谥号，子孙亦获袭职。张居正的故居被改为"张文忠公祠"，让后人瞻仰。《明史》盛赞张居正为政期间"海内殷阜，纪纲法度莫不修明。功在社稷，日久论定，人益追思……"张居正泉下有知，亦可瞑目了。

张居正的死因

有关张居正的死，正史的记载相当简单。在《神宗本纪》只用了一个"卒"字。而在《张居正传》里则说："亡何，居正病。帝频颁敕谕问疾，大出金帛为医药资。四阅月不愈，百官并斋醮为祈祷……"万历皇帝经常询问病情，并出重金为他治病；

百官也为他祈福。至于是什么病，没有说清楚。

不知道野史中的说法的可信度如何。传说张居正有姬妾四十余位，大吃春药，一直热气向上或向下发散，有人认为他是死于纵欲过度。甚至说张居正死时"皮肤燥裂，如炙鱼然"，是纵欲而亡的症状。和张居正有芥蒂的明代文史学家王世贞（1526—1590），在他留下的《嘉靖以来首辅传·张居正传》中，煞有介事地对这位死去的"同年进士"进行了道德上的揭露和诋毁，甚至歹毒攻击。据他说，"则日饵房中药，发强阳而燥，则又饮寒剂泄之，其下成痔。而脾胃不能进食……"这些记载，是否客观甚至有抹黑之嫌？也有说抗倭名将戚继光进献张居正"海狗肾"和美女，导致痔疮。而有了痔疮，是否会影响脾胃，不能进食？

现代医学没有吃春药或催情药导致痔疮的理论。我也怀疑，张居正患病多时，难道还有心情去吃催情药，寻欢作乐！

那么究竟张居正又是死于什么病呢？

南京大学郦教授的演讲说到张居正的死，说是死于痔疮。对此，我有不同的看法。

其实，《明史》等正史以及张居正自己的文集里都清楚地交代了病因。张居正认为自己患上痔疮。他在疏文中提到患病的缘由："臣自入夏以来，因体弱过劳，内伤气血，外冒盛暑，以致积热伏于肠胃，流为下部热症。又多服凉药，反令脾胃受伤，饮食减少，四肢无力，立秋以后，转更增剧……"张居正的《答上师相徐存斋三十四》中也说："贱恙实痔也，一向不以痔治之，蹉跎至今。近得贵府医官赵裕治之，果拔其根。但衰老之人，痔根虽去，元气大损，脾胃虚弱，不能饮食，几于不起。日来渐次平复，今秋定为乞骸计矣。"（乞骸意谓退休，告老还乡。）

张居正所说的"医官赵裕治之，果拔其根"，猜想是某种手术。至于是否用过手术刀，或是把痔疮彻底切除，则不得而知，也不知道是否有感染并发症。"脾胃"是传统医学上的名称，泛指人体的消化系统。脾胃受损，说明张居正感到不适的地方是消化系统。其症状有便血、腹泻、便秘、恶心、呕吐、腹胀痛、排便不规律、食欲不振等等，可惜没有详细记录可供参考。

张居正在最后两三年（1580—1582）近乎疯狂地工作，想贯彻实行他的政策，使国库盈余，粮仓充足。可是他的健康状况却每况愈下。大概他知道自己的病势恶化，感到时日无多，要与时间赛跑争朝夕！他说的"体弱过劳"，是承认自己工作过度，以致身心交瘁，身体日趋衰弱；"蹉跎至今"是有病没有及时医治，让病患拖延下去。他上书要求告老退休，一直不获万历帝批准。万历九年（1581）七月（死前的11个月）张居正病倒，甚至一连几天不能到内阁办公。去世前的十多天，张居正再次上疏乞休，话说得很透彻，也很哀伤："今日精力已竭，强留于此，不过行尸走肉耳，将焉用之！"万历帝仍不批准。万历十年（1582）六月，张居正油尽灯枯，撒手尘世，终年57岁。

读过有关张居正的一些资料，他的死因可能有两个：（一）因痔疮治疗失误，引起并发症；（二）恶性肿瘤——癌症。

在现代医学看来，痔疮不是一种致命的病患，切除痔疮术的成功率近百分之百，除非手术后出现如感染等等严重并发症。

400多年前没有无菌外科手术或是消毒设施，抗生素还没有问世，手术后出现细菌感染是不足为奇的。痔疮切除后引起细菌感染，会导致门静脉脓毒（血）症或败血症。这些急性并发症，会使人在一两星期内丧命。

20世纪五六十年代，曾见过一些痔疮患者死于治疗后并发症的案例。有些痔疮患者向"包医痔漏"的医师求治，医师用一些秘方或家传药方，把带有腐蚀性的药物敷在患处，引起组织坏死，这样容易感染，会让患者死于败血症。不知道"果拔其根"的医师，是用手术刀，还是用腐蚀性药物，这都有可能导致感染并发症。所以，张居正死于"手术"并发症的可能性，难以排除。

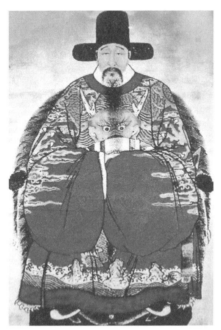

张居正

前面提到《张居正传》里说"四阅月不愈"，说明张居正病了很久，估计拖了几个月甚至一两年。可能他不是患了痔疮那么简单，怀疑他有更严重的肛肠病如恶性肿瘤（癌症）。

可惜文献所提供的资料不足，只能推测张居正可能患上大肠癌，甚至有了转移性或扩散性的癌症。

现代社会，越来越多人

被诊出患上结肠或直肠癌（一般统称大肠癌）。而大肠癌是新加坡头号癌症，值得在这里谈谈大肠癌，让大家对这种癌症多点认识。

新加坡每年新诊出的大肠癌病人有一千多例。它的发病率、死亡率均排在所有癌症的前几位。在新加坡，男性结肠或直肠癌的发病率排在第一，女性则排第二。患病人数在过去40年中有增无减。虽然癌症患者多是50岁以上的人，但是50岁以下的患者也不少，且有年轻化的趋势。

60%的大肠癌长在距离肛门6~10厘米的地方。约有三分之一的大肠癌是直肠癌。由于早期无明显症状，加上直肠癌和痔疮的临床表现有很多相似之处，如便血、大便次数改变，排便有不完整的感觉等等，有些则有腹痛、腹胀的感觉，腹部能摸到硬块。那些流血过多的患者会有贫血、感到疲劳、气喘等症状，肠癌患者后期体重会降低。

大肠癌和痔疮的表面症状确实有些相似之处，所以不易被人发现。大肠癌开始时没有症状，而且演变慢。有报告指出，有80%直肠癌被误诊为痔疮而耽误病情。待确诊为癌症，为时已晚。常言道，"十人九痔"，大多数人不会因出现便血的病状而立即寻医，故而让病情拖延。

虽然痔疮患者会有大便出血的症状，但是有大便出血的症状不一定是痔疮。以前，医学上以为痔疮和大肠癌是两种不相干的疾病。而从临床经验看，大肠癌患者亦可能同时患有痔疮，痔疮患者也可能患有大肠癌！

随着医学的进步以及科技的发展，目前有更多精确诊断的方法。以前用钡灌肠来检查肿瘤，这种诊断法在肿瘤相当大时才容易被发现。现在最有效的方法是做结肠内窥镜检验，可以通过屏幕直接看到大、小肿瘤。如果发现有大肠息肉，医生可以同时把它切除，送去做病理化验，看看细胞组织里有没有癌细胞存在。大肠息肉如果不切除，可能在三数年内演变成恶性癌肿。使用断层电脑扫描（CT scan）结肠检查是诊断的另外一个方法，可以检查出大于1厘米的肿瘤。不过CT有辐射性，很多人不大愿意接受检查，而且就算发现了息肉，还是需要做结肠内窥镜来切除。

有了大肠内窥镜检查，让50岁以上的人接受各种筛查法如粪便隐血检查等等，很多大肠癌会被及早发现、及早治疗，疗效也好。

可惜明代的医学水平不可能像今天这样发达，如果用现代的诊断法，不难诊出张居正真正的病因。究竟张居正是死于手术并发症，还是死于肛肠癌，仍是悬案！

到了万历二十年（1592），万历帝已经喝了12年的酒，而且是个常常喝醉酒、发酒疯的人。

万历帝被酒所害（一）

说过了明朝首辅张居正，就会联想到他的学生，也是他的老板、顶头上司、主子明神宗万历皇帝朱翊钧。

到北京十三陵参观的人一定会去定陵。定陵的墓主就是这位明朝第十三位皇帝明神宗万历帝朱翊钧。定陵是1956年发掘的。

万历帝当了48年的皇帝，是明朝在位时间最长的君主，打破了他的爷爷明世宗嘉靖帝朱厚熜在位45年的纪录。

万历帝死后24年，明朝就被清朝灭亡。很多人把亡国根归咎于万历帝。史学家孟森在他的《明清史讲义》里评价万历帝："怠于临朝，勇于敛财，不郊不庙不朝者三十年，与外廷隔绝……"，使大好江山被清军占据，改朝换代。《明史·神宗本纪》记载："故论考谓：明之亡实亡于神宗……。"连清高宗乾隆帝的明长陵神功圣德碑的碑文中也说，"明之亡非亡于流寇，而亡于神宗之荒唐……"。

这位备受争议的君主，史学家对他的评价贬多于褒。后世人说他是好色、贪财、怠政、不上朝……

在万历十四年（1586）十月，礼部主事卢洪春曾奏称，说万历帝"日夜纵饮作乐"。万历十七年（1589）大理寺左评事雒（Luò）于仁曾上疏批评万历帝纵情于酒、色、财、气，并献上"四箴"，"皇上之羔，病在酒色财气也。夫纵酒则溃胃，好色则耗精，贪财则乱神，尚气则损肝。"旧时以"酒色财气"为人生四戒，雒于仁上疏参奏，批评万历帝纵情于酒色财气！

在这里我们谈谈万历帝嗜酒之害，探讨一下万历帝的酗酒问题。

万历帝在生母慈圣皇太后李氏和首辅张居正的严加管教下成长，应该受到了非常良好的教育。但是，青少年的朱翊钧是不是真的是个很乖的孩子？是否有乖僻行为？是否等到张居正死后才性情大变？

其实，万历帝很早就开始嗜酒，那时张居正还在世。早在万历八年（1580），17岁的万历帝在宫中喝醉了酒，要两个小内侍唱歌。可是他们不会唱，因此激怒了万历帝，认为他们抗旨，于是拿剑说要砍下他们的头颅。在左右劝解下，才割发代首，算是"斩首"了事。事后太后知道了此事，万历帝被罚跪并磕头认错。张居正还替万历帝写了一篇《罪己诏》，至高无上的皇帝要向全国人民发布他写下的检讨悔过书，多么丢人！

也有记载，万历帝曾在太监引导下喝醉酒，受到怂恿，杖责太监冯保的两名义子，差点被亲生母亲慈圣皇太后李氏废掉帝位。

御史冯从吾在万历二十年（1592）正月奏疏说："陛下每夕

必饮，每饮必醉，每醉必怒。左右一言稍违，辄毙杖下，外廷无不知者。天下后世，其可欺乎！"他每晚必喝酒，每喝酒必喝醉，每次喝醉必发怒，是一种经常性酒后失态状况。而且讲话违背心意，思维混乱，语无伦次。万历帝有过酒后打死人的记录，外廷无不知晓。

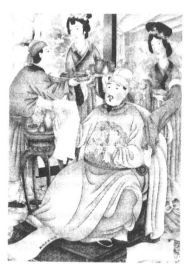

万历帝沉迷酒色

从这里可知，从万历八年（1580）算起，到了万历二十年（1592），万历帝已经喝了12年的酒，而且是个常常喝醉酒、发酒疯的人。

从历史记载看，万历帝的一些行为的确是一个酗酒者的临床表现，而且大大影响到他的健康。早在万历十一年（1583），时年20岁的他，就第一次推说有病不上朝，说自己"偶染风寒，尚需静摄"。他常年称病不上朝听政，大概不是因为懒惰。万历十四年（1586），他传谕内阁，说他头晕目眩，暂免朝讲郊庙祭祀。他常常"头晕眼黑，力乏不兴……"，"因心肝二经之火，时常举发，致使头晕目眩，胸膈胀满"，"腰痛脚软，行立不便"，这都是宿醉的表现。

万历十七年（1589），万历帝下了口谕，"奏对次数太多，不耐劳剧"，表示对朝政的厌倦。

万历帝对朝政没有兴趣，不理朝政，阁臣入宫三个月，也未能瞻睹天颜。后来的首辅王家屏奏说："统计臣一岁间，仅两觐天颜而已……"万历帝还自辩："如果朕病痊愈了，难道不愿意上朝视事。"

但也有一次例外。万历二十七年（1599年）三月，时年36岁的万历帝，破例出现在午门城楼，接见征倭总兵麻贵率军凯旋。当时他的精神状况如何，则不得而知。

推想不是万历帝万事不理，而是他酒精中毒太深，神志迷糊时多，清醒时少。

个人认为，随着万历帝酒精中毒日渐加深，他虽然有心勤政但难以勤政，已经力不从心了。

万历帝被酒所害（二）

万历帝开始亲政以后，精神焕发，励精图治，的确曾有一番作为。万历十三年（1585），因为旱灾，万历帝曾步行去天坛祭天祈雨，让京师的臣民亲眼看见这位年轻万岁爷的天颜。亲政之后的短短几年中，万历帝曾四次外出祭祀祖陵，不辞辛苦。因此，当时许多人对这位年轻的皇帝寄予厚望。（夏维中《品明朝：朱元璋的子孙与明亡清兴往事》）《中国通史》中有对朱翊钧的评价："明神宗在位四十八年，前十年奋发图强，中间十年由勤变懒，最后近三十年'万事不理'。他的主要特征，是贪酒、贪色、贪财而又贪权……"

个人认为，随着万历帝酒精中毒日渐加深，他虽然有心勤政但难以勤政，已经力不从心了。而万历帝以多病调摄为名，很少上朝，也不召见大臣。奏疏虽然仍由万历帝亲览，却往往"留中"，不作处理（见范文澜、蔡美彪等著《中国通史》第八卷）。而万历帝怠政竟然长达30多年！难怪中国台湾历史学家高阳（1926—1992）断言，万历帝是中国历史上最懒的皇帝。

我们不知道万历帝爱上杯中物的原因。也许只不过是如一般不长进的纨绔子弟的放荡行为，也可能是因为是心理问题，如管教过严，心理压抑，苦闷烦恼。万历元年（1572）和三年（1575），万历帝上朝，竟然有过百朝臣不至，一次173人，另一次283人，而且有一次万历帝还是在凛冽的寒冬早早到达皇极门。此事令他大为震怒，并感到挫败和不被尊重。也许是这种种不快，让他借酒消愁，来个"呼儿将出换美酒，与尔同销万古愁"，"但愿长醉不复醒"！

万历帝嗜酒亦可能是当时的社会风气使然。明朝末年，社会好酒成风。清初的学者张履祥记载，明代晚期，朝廷上下有好酒之习："朝廷不榷酒酤，民得自造。又无群饮之禁，至于今日，流滥已极。……饮者率数升，能者无量。……饮酒或终日夜。朝野上下，恒舞酣歌。"意思是说，明代后期对于酒不实行专卖制度，民间可以自己制造酒，又不禁止群饮，饮酒成风。喝酒少的能喝几升，多的则无限量，日夜不止，朝野上下都是如此。万历帝的好酒，不过是体现这种饮酒之风罢了。

酗酒的问题

医学界有人将酗酒定义为：一次喝5瓶或5瓶以上啤酒，或者血液中的酒精含量达到或高于0.08 g/dL。酗酒通常有两类：酒精滥用及酒精依赖。一般而言，如果一个人过度饮酒而无法自我节制，就会导致认知上、行为上、身体上、社会功能或人际关系上的障碍或损伤。酗酒者明知喝酒无益，仍然放纵，明知故犯，无法克制自己，就已经到了"酒精滥用"的地步。如果进一步恶化，把饮酒看成比任何其他事都重要，必须花许多时间或精力去喝酒（或戒酒），或必须喝酒才感到舒服（心理依赖），或必须增加酒精摄取量才能达到预期效果（耐受性），或产生酒精戒断症候群，就已经达到"酒精依赖"的程度了。

酒精滥用的人还多少有些自制能力，希望控制饮酒量，而真正酗酒——酒精依赖的人就不同了。

酒精滥用常见的临床表现

酗酒的人，起先会走路不稳，再而会说话不清，接着会出现幻觉，最后会思维混乱，失去知觉。

饮酒会导致疏忽，或忽略在家庭、工作场所等地所应负的责任，因宿醉而造成工作表现差，无精打采，对事情失去热诚与兴趣，漠不关心，记忆力减退，会疲劳、头眩、缺勤、嗜睡、旷课、失约……为了解闷，消除烦恼和空虚，减轻压力，又通过饮酒来逃避问题。

酗酒对社会具有极大危害，而人际交往的后果也相当严重，例如会出现暴力、虐待儿童、行为失检、婚姻不和、离异、非礼、伤人等等。长期的酒精滥用会严重影响身体健康，如肝脏硬化、胰腺炎、癫痫、神经炎、痴呆、营养不良、心脏病、性机能障碍等等。更甚的会影响脑部功能，引起精神病，如丧失认知能力，判断能力失误，会混淆、焦虑、惊慌、忧郁等等。

综观以上，虽然有人认为万历帝因为长久处于张居正的严厉管教约束之下并感觉到威权受到威胁而出现反叛心理，但是，

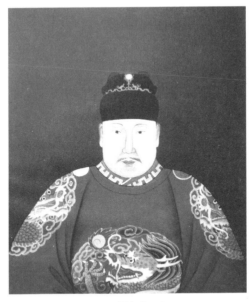

万历皇帝

从另外一个角度看，万历帝的行为表现无疑是个酗酒者。我们想想，当万历帝接到弹劾他的恩师、首辅张居正的奏章时，他的精神状况是否良好？是否能头脑清醒、思维清晰地分析大局？也许万历帝是在迷糊状态下接受弹劾奏章，又听到群臣在他面前喧哗吵嚷，不胜其烦，轻易下诏追夺张居正的封号和谥号，查抄张家，害得张居正家破人亡，祸延万千门生、乡人、故旧等等。而群臣是否以皇上名义，趁此借刀杀人，则有待查究！

身为王朝或国家领导，需要有清醒头脑来处理大事，作出正确的决策。

所以，"明之亡非亡于流寇，而亡于神宗之荒唐"，更可以说："明之亡非亡于流寇，而亡于神宗之酒害"。万历帝是难辞其咎的。

万历帝的爱情

万历帝真正爱过的女人是郑贵妃（1565—1630）。她和万历帝一样，都背负着千古骂名。

郑贵妃是从"九嫔"中脱颖而出、被万历帝爱上的嫔妃。她在万历十一年（1583）被册封为德妃。

关于郑贵妃"相貌妖艳，阴狠毒辣"，"祸国殃民的妖孽"，"专权和嫉妒"，"觊觎皇后宝座"，"嗜权如命，野心勃勃，不择手段，诡计多端"等描述很多。总而言之，都是极尽轻蔑、恶毒的词句。明朝名士夏允彝也把万历帝怠于朝政的原因归于宠幸郑贵妃。有人还说郑贵妃"智商水平……到市场骂个街而已"。史家几乎异口同声贬抑她。不知道写史的人，有没有客观地分析，或只是根据几篇有偏见偏差的史料，人云亦云，人骂亦骂。

很多人把王朝腐败没落、国家灭亡责任推在女性身上，例如夏桀的妹喜、商纣王的妲己、周幽王的褒姒、唐明皇的杨贵妃、明代的乳母客氏及清朝慈禧太后等等，认为她们是亡国之祸水。

因为在古代以男性为中心的社会，毫无社会地位的女人往往是替罪羔羊！在古代生而为女人，实在是大大的不幸！

不过还有人形容郑贵妃有闭月羞花之貌，"长得乖巧玲珑"，"聪明机警、喜欢读书、通晓诗文"等，为她讲些正面的公道话！

如果郑贵妃不是走进深宫，而是生在平常百姓家，和一个爱她的男人长相厮守，她也许会是个幸福快乐的女人。男女两情相悦，朝朝暮暮，地久天长，应该是最美好最圆满的爱情大结局！

如果万历帝没有临幸王宫女，如果郑贵妃被选入宫后，不负所望，为万历帝抢先生下第一个皇子，完成神圣任务，她也许能顺理成章成为皇贵妃，跟着登上皇后宝座，母仪天下，他俩的命运恐怕又会不同了。可惜，历史是没有如果的。

然而，万历帝所爱的这女人，竟然如此不幸，不能见容于万历帝的臣子们。他们认为郑贵妃不应该是万历帝宠爱的女子。臣子们有他们世俗的眼光，有他们的衡量标准，而且臣子们不愿看到万历帝被一个女人"勾引"而误国误民……

偏偏万历帝就爱上了这个善解人意、与自己心灵相通、可当精神支柱的红颜知己。大胆无礼的臣子雒于仁竟然犯颜上奏，以近乎责备的语言直指他"溺郑妃，靡言不听……此其病在恋色也……"。接着又以《色箴》告诫他"艳彼妖姬，寝兴在侧，启宠纳侮，争妍误国。成汤不迩，享有遐寿。进药陛下，内嬖勿厚。""以皇上妃嫔在侧，开宠端而招致侮慢……，宜思戒之在色也。溺爱郑氏，其病在恋色者也。"

事后万历帝在毓德宫召见首辅申时行等人，"自辨甚悉"。他对内阁大学士们说："说朕好色，偏宠贵妃郑氏。朕只因郑氏勤劳，朕每至一宫，她必相随。朝夕间她独小心侍奉，委的勤劳，何曾有偏？"在处理这件事情时，他显得相当平静，毫不讳言说出他宠爱郑贵妃的原因。他有爱人的自由，但写史的则批评万历帝是"昏庸和偏爱"。

有人评价过万历帝与郑贵妃之间的爱情："当一个男人在一个女人四十多岁年老色衰之后还能够拒绝后宫三千佳丽的诱惑，原因只有一个：他爱这个女人！"按照中国封建礼教对妇女的要求，她确实不是什么好女人，更不要说是个好妃子了。但是，她才是万历帝真正爱和真正理解万历帝的女人。说万历帝好色，这个说法很难成立。

撇开万历帝死后郑贵妃的所作所为不说，她的确是一个不称职的老婆，没有成为成功男人后面的贤内助，没有在背后支持万历帝，要他戒酒和戒除其他恶习，让他成为一代明君，遗泽百世！

万历帝对他最爱的女人至死不渝，在他生命的最后一刻，还念念不忘他未了的心事。他要给予她名分，遗命封郑氏为皇后，要在她死后把她葬于定陵玄宫，生也同衾，死也同穴。300多年后，当定陵玄宫打开，人们发现棺床上没有郑贵妃的遗骸。后殿并列的三口朱红色棺椁，中间是万历皇帝，左边是孝端皇后王氏，右边是孝靖皇后王宫女，也就是太子朱常洛（后来的光宗）的生母。这一切皆因大臣们认为万历帝的遗诏"有悖典礼"，没有遵旨执行。

明朝有过两个贵妃，宪宗朱见深的万贵妃和万历帝的郑贵妃，都是深受皇帝恩宠的女人，且和皇上相爱不渝。万贵妃先明宪宗而死，有宪宗为她哀悼，辍朝七天，还伤心欲绝感叹说："万侍长去了，我亦将去矣！"几个月后宪宗亦随她而去。而郑贵妃在万历帝死后，再没有人呵护。她迁出乾清宫，过了十年凄苦郁闷与世隔绝的生活，含恨而死。两妃死后都未能葬在相爱的男人身边，长相伴随。万贵妃虽然不能和宪宗同穴，至少她还是被葬在十三陵区内，而不在西郊妃嫔的葬地。而郑贵妃一直孤零零地长眠在银泉山下的一座孤坟里，谁去理睬？

问世间，情为何物？九五之尊的皇帝，要风得风，随心所欲，死后还不能和至爱的女人"在地愿为连理枝"，未能如愿以偿，实在是悲哀！

万历帝的病（一）

学医的人，当读到万历帝的历史，总免不了想知道他究竟有过什么病，是怎样死去的。其实，万历帝的健康状况是值得研究的。

可以说，万历帝一生多病，百病缠身。他的病包括心理上的以及身体上或官能的。

万历帝的心理障碍病

读过一篇博客文章，是知名媒体评论员、文史学者赵炎的《谁是史上最可爱的皇帝？》，里面有对万历帝精辟的见解。如果要评选史上最可爱的皇帝，他"愿投明朝万历皇帝一票！"

赵炎认为很多对万历帝的评价"显然是不中肯的"。他列举万历帝几个特点：敬畏师长、优柔寡断、脾气不坏、好好先生、情有独钟，堪称模范丈夫……

明朝的言官们，到了万历帝亲政的时期，傲慢嚣张，肆无忌惮，竟然有人把万历皇帝比做纣王、幽王、东昏侯，是古往今来第一暴君！

历史上，一直以来都有大臣向帝王谏诤的事例。而在万历年间，朝中大臣们"争相暴风骤雨般地抨击皇帝，言辞之激烈，态度之强硬，在整个中国历史上是前所未有的。而在古代社会中也是空前且绝后的"。而万历帝表现出他"优柔寡断、脾气不坏"的一面，故此他的官僚认为主上是好欺负的。公然看不起这个少主人，当他为"阿斗"！前面提过，万历帝上朝，竟然有过百朝臣不至，一次173人，另一次283人！

右都御史漕运总督李三才曾上书指责皇帝，直指他的"病源则在溺志货财"；御史冯从吾上书警示皇帝不可欺世；大理寺评事雒于仁痛斥皇帝"纵酒""好色""贪财""尚气"；级别很低的祀祭司卢洪春更是离谱，竟上疏说万历帝"衽席之娱，为患也深"；户科给事中田大益痛斥皇帝"使天下之人，剥肤而吸髓……以致天灾地坼，山崩穿竭"。工科给事中王德完甚至说出"天神共愤，大难将作"这样的话来。朝中大臣人人以"批鳞"为荣！这些目无尊卑、没大没小，敢触犯天威、触怒龙颜的非君的行为，换上是万历帝的老祖宗太祖朱元璋、成祖朱棣，恐怕早已大开杀戒，人头落地，诛灭十族！

心理上，万历帝很懦弱，很惧怕这一群来势汹汹、咄咄逼人、唠唠叨叨的大臣们。他不像朱元璋、朱棣父子，是没人敢触犯的强势皇帝。万历帝又如何处置这些犯颜的大臣呢？他们受到重罚的很少，几乎没有发生过因疏谏皇帝而被处死的事情。只有卢洪春被廷杖60棍，而知道自己闯了祸的雒于仁，唯有称病引退，被革为民。这是万历帝宽仁的一面。

万历帝是真的怕了这群大臣、言官吗？也许他不上朝的主要原因如《万历十五年》作者黄仁宇先生所言：看淡了文官机构的腐朽与落后后，采取了消极怠工的方式向那些文官们表达自己内心的无奈。当皇权与文官制度发生剧烈冲突，皇权受到压抑，万历帝用消极方式对抗，他不胜其烦，想逃避现实。站在心理学的角度，万历帝这种怠政也可以被解读为习得性失助或忧郁症的临床表现。

所以，失去自信、觉得没有安全感的万历帝，对他作为帝王所应尽的责任有了恐惧感，不敢去做自己本应能够做得很好的本分事。他做事犹豫胆怯，裹足不前，阻碍自我实现。那是一种对成长的恐惧而出现的心理障碍。这就是心理学上所说的“约拿情结”（Jonah complex），是美国著名心理学家马斯洛（Abraham Maslow）在1966年所创的心理学名词。

也许万历帝的这种约拿情结是在他成长过程中形成的。他在严母李太后和严师首辅张居正的严厉管教下长大。也许他们对他期望很高，所谓爱之深，责之切。每次犯错，动辄责骂罚跪，叩头认错，让他没有自尊。当上皇帝后，万历帝还得依赖首辅张居正处理朝廷事务，听由他作出决定。张居正是位有能力、有魄力而且又十分强势的大臣，把国家大事处理得很好。

可惜张居正没有去想要为他的少年天子铺路。他必须让这个人独立，能够独当一面处理事情，让他体验、尝试和犯错，学习解决问题，从挫折和失败中学习如何应对与克服困难，好像一只正在学飞的鸟儿。

万历帝忘恩负义，失去理性对待一手扶持自己、死去不久的恩师，不但剥夺他的荣誉，还抄了他的家，害得他家破人亡。有人认为万历帝是因长久处于张居正的严厉管教约束之下，以及感觉到威权被威胁而出现的一种反叛心理。但是，万历帝很清楚张居正居功至伟，而且也表达过感恩之情。万历帝的所为，是否真的是一种反叛心理，值得探讨。

其实万历帝的本性不应该如此。当与他结合42年、被他冷落几十年的原配皇后王氏先他而去，万历帝表现出极大的悲伤，说出一段深情的话来："朕中宫皇后，配朕有年。芳声令德，中外仰闻。方膺遐算，倏尔仙逝。朕追思勤敏贤淑，恸悼无已。"对一个感情不深的人，他还那么有情有义，不禁令人想到，以万历帝这种个性，以及注重孝道的人，难道真的会因反叛心理而失去理性，去对付一手扶持自己、才死去不久的恩师？他是恩将仇报的人吗？万历帝对张首辅的感情，是远远深过对王皇后的！我认为，研究万历历史的人，应探讨万历帝在什么情况下扳倒张居正，令他家破人亡，抄家真的是万历帝的本意吗。

个人认为，万历帝的行为心理，值得心理学家研究、剖析。

万历帝的病（二）

上文说过万历帝心理上的障碍，本文我们看看万历帝其他的健康问题。

万历帝是否肥胖，有痴肥症？

先说万历帝的体型，有记载说他是个大胖子。有两本书提到万历帝肥胖的事。

清史研究专家阎崇年教授所著《明亡清兴六十年》一书，说到"万历皇帝身体不太好，很胖"。有的书说他走路时，要太监给他抬着肚子缓缓前行。他给太后请安，要"膝行前进"（要跪着才能移动身体）。

明史专家曹国庆所著《万历皇帝大传》也说："朱翊钧二十五岁之前，还算得上有些身体锻炼，而在此之后，则终日吃

177

喝玩乐，对朝政无所用心，平时只吃精细柔软的食品，而又没有正常的锻炼，因而他的身体很早就开始肥胖，到了后来连行动都不太方便，经常叫头晕乏力，精神恍惚。"更有人写"（万历帝）死后在棺材里侧卧，因为肚子大得盖不上棺材"。写得煞有介事！

究竟万历帝肥胖到什么程度？书上没有详细记载。不过阎教授说万历皇帝这个大胖子，肚子大到走路都得小太监托着肚子缓缓前行。他的这番言论却让人质疑，阎教授是从何考证的？阎教授是一位史学家，我相信他所说"有的书说……"是有根据的，可惜他没有写下资料来源。不过那本书所说的有点夸大其词了。万历帝给太后请安，要"膝行前进"。个人认为，这不是肥胖的证据，而应该解读为匍匐（手足并行）。那是一种最尊敬的礼节。万历帝给生母太后请安，这样做是不稀奇的。试想，一个大胖子，要跪下行走，是很困难的。

究竟万历帝胖到什么程度？以前人凭直觉印象来认定肥胖，是不科学的。今天可用BMI来定义。

所谓BMI，即Body Mass Index，也叫身高体重指数，又称身体质量指数。BMI反映全身性超重和肥胖程度，是目前国际上常用的衡量人体胖瘦程度以及是否健康的标准。

BMI的计算公式是：

$$BMI（kg/m）= \frac{体重（kg）}{身高^2（cm）}$$

所得结果，当BMI值不足18.5时，瘦；BMI在18.5~24.9时，正常；BMI在25~30时，超重；BMI超过30，肥胖或痴肥。

肥胖会改变一个人的外貌，而比改变外貌更为重要的是，肥胖会带来各种健康问题。当BMI高于正常范围，就意味着会患上高血压、糖尿病（二型）、冠心病、中风，可能早死、猝死。有统计，如果BMI超过30，早死的风险比健康者高出50%~100%，患癌症的机会也增加。肥胖者会血脂异常，与肥胖相关的慢性疾病的患病概率会增加。

更有肥胖者会有呼吸系统疾病，如呼吸暂停症导致脑缺氧，一觉起来仍然感到睡眠不足，精神不振，以致大白天还无精打采、打瞌睡。

肥胖者会产生心理上、情绪上的问题。其内心感到处处不如人，没有魅力，好吃懒做，不受欢迎，是被取笑、被羞辱的对象。久而久之就会心理不平衡，内心产生愤恨、焦虑、自卑、忧郁等等不良情绪。

我们无从知道万历帝是否有因肥胖症导致的毛病，也不知道他是否有三高症（高血糖、高血压、高血脂），说万历帝"头晕眼花,就是高血压……"只不过是推论。

我们也很难说万历帝的心理状态与肥胖有关。说万历帝因为"胖易懒，懒就更易胖，恶性循环，使他更加厌倦政事"，这样的结论是没有说服力的。

见过几张万历帝的画像，如挂在南京阅江楼里的画像，他的样貌长相、脸型不算是痴肥型的那种。也许他是个大块头？那个时代，摄影还没有问世，靠宫廷画师描绘形象，他们是否专业？汉朝画工毛延寿为王昭君画像，因为昭君不肯行贿，毛没有好好用心作画，结果令她"失意丹青，远窜异域"，就是不专业导致的。有一张画像把万历帝画成贼眉鼠眼的形象，怀疑画师有丑化万历帝的动机。

万历帝酗酒

万历帝的酗酒病，出现"酒精依赖"的症状。在前文《万历帝被酒所害（一）（二）》已有讨论。

万历帝服用鸦片

1958年，科学家将从定陵挖掘出的万历皇帝的尸体进行化验，发现他的骨头中含有吗啡成分，是万历皇帝食用鸦片的证据。

读过万历帝服用鸦片的文章。这些文章作者说万历帝"抽吸"鸦片，并以此判断万历帝淫乱，服用有春药作用的鸦片。看看这段文字："明朝皇帝得到鸦片这样的春药，当然是乐不可支！"（作者写得太夸张！）还有说万历皇帝30年不上朝，在宫中服食丹药，他的丹药中就含有鸦片，他给鸦片起名叫"福寿膏"。"他不上朝的借口是头晕、眼花，其实主要原因是纵欲过度。"其结论就是万历帝头晕眼花是因为纵欲过度，是服用丹药、春药、鸦片导致的！

在中国，鸦片原本是一种药物，早在唐朝，四川就种植罂粟，生产鸦片，叫作阿芙蓉。当时的人已经知道服用过量鸦片会中毒。中药药典中把它作为一味配药。明朝的《医学入门》一书中也写道："成化时，中国得其（罂粟）取汁之法。嘉靖初，其法益精。"这种提炼品，"食之令人多眠，渐久惯则成瘾。既得瘾，过时不食，全体废弛，食而复初，而精神日耗，死则随之。"

个人认为，万历帝吸鸦片或抽鸦片的说法，是值得怀疑的。说他长期"抽"鸦片，没有明确证据。那时候还没有烟具烟枪呢！根据清末文人李圭所著的《鸦片事略》，"明末苏门答腊人变生食为吸食，其法先取浆蒸熟，滤去渣滓复煮，和烟草叶为丸，置竹管就火吸食"。这便是有关烟枪的最早记述。万历时期，鸦片不是用来抽或吸的，而是吞服（生食）的。

庄练先生曾经怀疑万历帝"二十多年的时间长期处于深宫之中，总有很多有趣的事让他去做，才不会觉得无聊"，"而其乐融融，必定有使他快乐的事"；史学家黎东方（1907—1998）推测"明神宗有烟霞之癖"，高阳先生也认为万历帝自甘放弃皇帝权力，"一灯荧然，不知晨昏；荣誉，责任，事业财产，乃至骨肉之情，统统都是身外之物。不可一日相离的，只是一副烟盘……舍此之外不知如何才可以解释神宗的行为……"我不知道，他用的是什么烟盘来"抽"鸦片？

　　《大明会典》里记载，当时的确有亚洲藩属国进贡鸦片给明朝皇室。万历帝吃鸦片是真，他什么时候开始服用鸦片？是否成瘾？是为了色欲而服用鸦片？或是因为有病才这样做？则不得而知。

万历帝的病（三）

万历帝是个驼子？

1958年，北京定陵的地宫被打开，安躺在定陵内长达338年的万历帝神宗朱翊钧的棺椁重见天日。在考古学大师夏鼐的指挥下，神宗的梓宫（棺椁）被打开。厚厚的龙袍掩藏着神宗的尸骨。尸骨复原后的结论是：万历帝生前体形上部"背微驼，腿部残疾"，万历帝的尸骨是一条腿短一条腿长，腰椎也有严重的病变，从骨骼测量，头顶至左脚长1.64米。

这些发现又引来诸多推测，说万历帝"胖得背都驼了"，"可见他根本不是懒，而是身体不好，不能上朝"，"可见其有严重的腿疾，验证了其经常'足心疼痛'的说法"。

我不知道当时的考古人员有没有为万历帝做过解

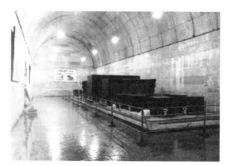

定陵 万历帝和两皇后棺椁

剖，在移动尸骨之前，有没有做X光检验存案。也不知道有没有详尽的医学报告，例如骨骼密度测定，骨骼内是否含重金属如铅、汞（水银）、砷（砒霜），这些重金属是否过量而引起慢性中毒等等。4年后（1972年），考古人员在湖南长沙马王堆发掘出2100年前的女尸，对其就有一份详尽的剖尸报告，学术价值很高。

最令人痛心的是，万历帝的骨骸当时未能被妥善保管。1966年，万历帝和他两位皇后的尸骨被拖出来砸烂、焚烧，灰飞烟灭，尸骨无存。从此就算有更先进的科技，也无从进一步去研究万历帝的骨骸，找出更多的病理研究资料，以丰富历代帝皇的史料了。

万历帝是个驼子。驼背即脊椎因变形后凸，背部隆起。驼背形成的原因一般有身体姿势不良，先天驼背，休门氏后凸畸形和成年驼背如脊椎痨（结核病）、关节强硬性脊椎炎、骨质疏松、脊椎骨退化等等。若是当时在移动、翻动万历帝的尸骨之前，立刻为尸体照X光，也许可以找到其脊椎骨的病理变化以及双脚骨骼病变的一些蛛丝马迹。

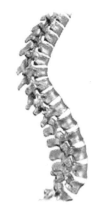

休门氏后凸畸形

这里不妨替万历帝的脊椎病理去做鉴别诊断，排除不大可能的病因，如不良姿势、先天性、强硬性脊椎炎等。推测万历帝有可能患上休门氏后凸畸形病，甚至脊椎结核病。

休门氏后凸畸形病通常在青少年期开始出

现，多见于男性。X光显示，患者的脊椎骨会由方形变成楔形。休门氏病病因不明，有些病例还有家族史。随着年龄增长，如果坐立太久，患者会感觉到疼痛。由于要长时间维持正确的坐立姿势，会引起肌肉酸痛、疲劳。

而因身体姿势不良引起的驼背，脊椎骨是不会变形的。

脊椎的病理变化，会使脊椎骨移动、错位，脊椎骨间的神经被压着，引起疼痛，这也许是万历帝经常"足心疼痛"的原因。可惜，我们没有足够的资料来证明万历帝是否患有休门氏后凸畸形。

波特氏病（Pott's disease）会形成驼背。

波特氏病就是脊椎结核病或结核性脊椎炎，病名是用英国伦敦一名外科医生波特（Percivall Pott，1714—1788）的姓氏来命名的。当脊椎体受结核感染，脊椎的骨质会被破坏甚至坏死，椎体因病变和所承受的重量而发生塌陷，使得脊柱弯曲？造成棘突隆起，背部就会产生驼峰畸形。这尤以胸椎结核病更为

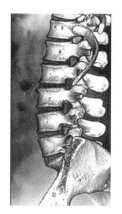

正常的脊椎骨

明显。患者会感到疲乏无力、患处疼痛。做脊椎X光片，能看到椎体有不规则的骨质破坏，或是有椎体塌陷、空洞和死骨，椎间隙会变窄或消失，椎旁有脓肿或寒性脓肿的阴影。电脑断层造像（CT）检查或磁共振造影（MRI）检查，可以显示出病变范围、椎管内病变及脊髓受压情况。据统计，脊椎椎体结核病占所有的骨关节结核病的50%～75%。

万历帝一生可能受到疼痛的困扰，这也许是他服用鸦片的原因。鸦片是有镇痛作用的药物，长期服用，会形成依赖并成瘾。说他纵欲好色，把鸦片当作春药服食，是没有说服力的。

有人说万历帝是最懒惰的皇帝，个人认为，他的懒散是很多因素造成的。他酗酒，终日在醉乡。他的尸骨是一条腿短一条腿长，腰椎也有严重的病变，可见他根本不是懒，而是身体不好，不能上朝。加上身体变形，也许他不愿见人。再加上心理障碍，使得他自我封闭，是一个有严重"自闭"倾向的皇帝。这样的身体和心理，哪有尽情享乐纵欲的心情和闲情？

万历帝的骨骸

1958年定陵发掘后，发现万历帝死后的"葬式"很奇特。万历帝的尸体在棺椁内摆放的姿态，不是传统的"仰身直肢"，而是屈肢侧卧的"北斗七星葬式"。有学者从古代风水学的角度，认为这种葬式表示天帝居住的地方。也有人说万历帝死后在棺材里侧卧，是因为肚子大得盖不上棺材，或是因为他驼背，不得不侧卧放置。还有人说是在送葬途中，棺椁有过碰撞和晃动，使得尸体的姿势改变。这些说法是不确实的。万历帝的两个皇后，既不肥胖也不驼背，而尸体也是以同样姿势摆放。

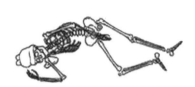

万历帝的北斗七星葬式

万历帝之死

万历帝的口腔病

明史专家曹国庆在他著的《万历皇帝大传》里面记录了万历帝口腔疾病的情形："他的牙齿就很糟糕，患有龋齿、牙周病和氟牙症等多种牙科疾病……龋齿使他唇左侧根尖牙槽骨部，发生牙髓坏疽所引起的根尖病灶，在牙龈部形成瘘孔。严重的牙周病则使他的牙齿过早脱落，临死前上下颌已缺失牙齿九个。平时他的食物都是一些'精细而柔软的高蛋白食品'，由于左上颌磨牙生前早期缺失未作修复，便养成了只用右侧咀嚼的习惯，而左侧长期失去咀嚼功能，又导致了颌骨发育不良，面部凹陷而左右两侧不对称，很不雅观……"这样的记述，很是详细。也许是考古学人员请了牙医，详细检查过万历帝的骷髅后，所作的检验报告。如果属实，那么万历帝的口腔卫生保健是很糟糕的。如果万历帝长期抽鸦片，他的牙齿有没有像《戒烟歌》的"牙如漆"的烟屎牙？

曹国庆所用的词句如龋齿、牙周病、氟牙症、牙髓坏疽、牙槽骨等，都是现代牙科疾病的术语，高蛋白食品也是现代医学术语，相信他不是引用史籍如《明神宗实录》或《明史》的文字，而是他的解读！

很可惜，万历帝尸骨无存，否则牙科专家就可以凭着头颅X光片去研究，知道万历帝的口腔病理了。

近年来的医学发现以及一些医学报告指出，龋齿、牙周病等的细菌，可能导致心脏病（心脏内膜炎）、中风、糖尿病等，告诉我们口腔卫生保健的重要。

万历帝的牙病会不会影响他的健康，从而导致他的死亡？万历帝有没有因长期受到牙痛之苦而服用鸦片止痛？万历帝的"面部凹陷而左右两侧不对称，很不雅观……"会不会是他躲在宫中、不愿见人的原因？可惜没有头颅X光片存案来证实！不过，他的画像是没有"歪脸"的。

万历帝死于痢疾

万历四十六年（1618）十一月，也就是万历帝死前的20个月。万历帝的身体状况已经很差。他派人向首辅方从哲传话（没有面见），说自己"入冬以来，目眩头晕，多痰，咳嗽不已……"这是呼吸道感染的症状。

几个月之后，明朝军队在萨尔浒大战惨败，令患病的万历帝情绪更为低落，脾气更加暴烈，给身体也造成更大损害。

1619年三月以后，万历帝说自己因"时常动火，而目眩头晕，精神恍惚，进入夏季，又中暑湿，肚腹不调，经常呕吐，泻痢不止，脾胃受伤……"由于长期泻痢，身体衰弱，使下部肿痛、难坐，这是消化道（痢疾）病的症状。加上眼痛、耳痛和脚痛（眼痛、耳痛可能是因牙脓肿引起，也会影响颅神经产生牵涉性疼痛或异位疼痛而使湿痰流注），不得不终日卧床（推测是脊椎病或关节炎恶化），说明万历帝病势日益沉重，已经无力上朝视事，他让文书官到内阁传话，说"疾病痛楚，是人所乐受否？真疾非假，所请临朝未便……"，看得出来，病倒的他，心里还是惦记着国事，"其请诸事，卿可传示该部，马上差人传谕经略、督抚等官，务要并力齐心防剿，共图灭贼……"

也许万历帝因生病的样子很难看，一直不愿见人。万历四十八年（1620）四月十一日（死前三个月），首辅方从哲屡次奏请召对不果，在苦苦哀求之下，才得以见到卧在病榻上的万历帝一面。万历帝说出自己的病情，令方从哲跪近趋前，方从哲抬头仰视皇上的脸色，发现他"果然清减了不少"。

痢疾（或下痢）是一种已有几千年历史的古老疾病，最早记载在《内经》，而且至今没有消失或绝迹。

中外历史上，有不少的帝王因痢疾而死，如法国国王路易八世、英国亨利五世、元宪宗蒙哥、惠宗孛儿只斤·妥欢帖睦尔等。

痢疾是一种由不同种类的微生物（细菌、阿米巴虫、寄生虫、病毒等等）引起的大肠发炎、阿米巴肝脓肿，严重的会引起血毒症、尿毒症或肾衰竭、大肠坏死、肠穿孔，有时还会导致慢性关节炎等等。

看情形，万历帝是患上了慢性痢疾。那个时代，微生物学不发达，很难辨别是哪一种微生物引起痢疾，难以对症下药。而且那时还没有抗生素，所以治疗十分困难。万历帝的病只好一天天拖下去。他"神思恍惚，眼目昏花，难以细阅文书……"。

也许万历帝会因痢疾而感到腹痛，仍然继续服用鸦片镇痛（传统医学上，鸦片主治久咳、久泻、久痢、脱肛、胸腹诸痛等症），但鸦片只能治标不能治本，他肠道恶化的症状也因服用鸦片而被掩盖，最终病入膏肓，在万历四十八年（1620）七月二十一日撒手尘寰。

明光宗的死因（一）

万历皇帝当了四十八年的皇帝，在1620年七月二十一日病亡。他和王宫女恭妃所生的儿子太子朱常洛继承皇位，是为泰昌帝。

朱常洛（1582—1620）真的是个没有福气的皇帝。他八月初一登位，九月初一就一命呜呼，父子两人相继死于同一年。他只当了二十多天的皇帝！享年38岁，庙号光宗。

朱常洛之所以名留历史，是因为明宫三大疑案——红丸案、梃击案、移宫案，都与他有关。

根据记载，泰昌帝即位五天后（八月初五）便得了病（《明史·杨涟传》）。有说朱常洛在登基大典后十天（八月初十日）就生病了（上不豫）。两天后，泰昌帝"起居过劳烦惫，时日御门，力疾强出，圣容顿减"，御医陈玺曾被召诊视。而四天后的万寿节庆典，因其病情不见起色而不得不取消。

朱常洛是怎样生病的？有记载说朱常洛在登基大典上"玉履安和"，"冲粹无病容"，行走平稳、仪态正常，没有患病的

191

征象。

从泰昌帝继位到他驾崩，仅二十九天，一切事情发生得太快了。关于他的死因，有很多疑点。

他老爸万历帝所宠爱的郑贵妃，为了取悦这位新天子，进献了八个歌艺俱佳的美女（《明史纪事本末》及查继佐撰《罪惟录》说是四名）。泰昌帝八月初一登基，郑贵妃亦同时献上美女（《明史·崔文昇传》："及登极，贵妃进美女四人侍帝……）"。文秉《先拨志始》中说："以女乐承应"，"是夜，一生二旦俱御幸焉，病体由是大剧。"（一生二旦，指女乐中一位扮演小生，两位扮演旦角。朱常洛全都临幸！）未十日，帝患病。

很多人包括当时的东林党人，认为泰昌帝是因色事过度才病倒（是夜，连幸数人，圣容顿减）。史学家庄练将泰昌帝的"起居过劳烦惫"解读为"惑溺女色而不知节欲，以至因劳惫过甚而损伤元气"。皇帝后宫佳丽无数，皇帝身体出了问题，就归咎于纵欲。

历史记载，朱常洛在老爸万历帝死后，还是有所作为的。一向没有机会亲政的他，遵照遗诏发银200万两犒劳辽东等处边防将士，罢免矿税、榷税，撤回矿税使，增补阁臣，运转中枢，令朝野感动。以孝子自诩的朱常洛，在父皇万历帝死后，还为他拟订庙号等等。那么是否他登基后因日理万机而心力交瘁，濒临"过劳死"状态呢？

《明史·杨涟传》记载，泰昌帝在即位五天后（八月初五）

便得了病。史学家黎东方认为他患了腹泻之疾。腹泻和消化系统或肠胃发炎等等毛病有关，没听说过度性行为会引起腹泻。

而且，当一个人不停拉肚子的时候，身体感到不适，还会有兴致和精力去"大动干戈"吗？要知道，有些腹泻还伴有肠绞痛、肛门刺痛甚至皲裂。

明代非常重视孝道，在守丧期间，一切娱乐活动都被禁止。从万历帝驾崩到泰昌帝登基后五天，这短短两星期内，他父皇的灵柩还停放在宫内，在守孝期间，以孝子自诩的朱常洛会与进献来的女人夜夜笙歌吗？那可是大逆不道，滔天大罪啊！

究竟泰昌帝是患上肠胃病，或是因色事过度而病倒，或是因亲政工作过劳？好像没有御医记录。

御医陈玺的望闻问切的诊疗记录是一份很重要的文件。在问症时应该会把色事过度引起病痛的事记下（除非他认为是冒犯圣上）。可惜写史的人少有提到御医的临床记录。那些说泰昌帝色事过度的人，多是凭个人的想法来下结论。

八月十二日，泰昌帝还拖着病体接见大臣，大臣们见到皇上形容憔悴"圣容顿减"。这并不一定意味着纵欲，工作疲劳、食欲不振、睡眠不足、伤风感冒、腹泻等等都能令人形

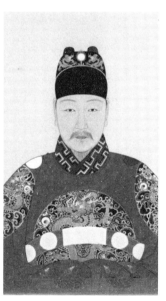

明光宗朱常洛

容憔悴。

不知道接下来的几天，御医陈玺有没有为皇上复诊；病情有何进展；如果病势严重，有没有同其他御医会诊。这些史书没有提及。也许因为御医陈玺的医术不高明，泰昌帝的病情不见好转，病急乱投医，八月十四日，竟然请来司礼监秉笔、掌管御药房的崔文昇治病。

崔文昇也许略懂岐黄，是一个稍识医理、却全无行医经验的"伪医"。这简直是拿生命来开玩笑！

很多人认为，仍是壮年的他（才38岁），才不到十天，不可能因色事过度而病倒。

明光宗的死因（二）

崔文昇凭借"一知半解"的医学理论，认为是"日饵房中药（服了催情春药），发强阳而燥"，导致泰昌帝"体内蕴积热毒"。故此有必要用"去热通利"之药（大黄），使泰昌帝泻肚子，把体内热毒排出。结果导致皇上一夜腹泻三四十次。（《泰昌注略》："内监崔文昇下通利之药，上（皇帝）一昼夜三四十起，支离床褥间。"）由于崔文昇原是郑贵妃宫中的内医，是郑贵妃的人，泰昌帝病势恶化，加上朱常洛的生母王氏外家、原皇太子妃郭氏外家两家外戚的指控，认为其中必有阴谋，郑贵妃自然嫌疑最大了！

关于泰昌帝服用崔文昇药的时间的说法，有两个版本。旅美史学家黎东方在《黎东方讲史——细说明朝》中，认为泰昌帝是在八月初五吃了崔文昇开的药。但是在许文继、陈时龙著的《正说明朝十六帝》和当年明月（石悦）著《明朝那些事儿》，以及《泰昌注略》等史册中，崔文昇是在八月十四日给药的。后一说法更可信。

《明光宗实录》记载，八月十六日，光宗传旨曰："朕以头目眩晕，四肢软弱，不能动履，待宣御医。"光宗一夜腹泻三四十次，失去很多体内水分以及电解质，出现脱水现象，难怪他会头目眩晕、四肢软弱。

但是曹国庆在《万历皇帝大传》中引用《国榷》中的史料，说："郑贵妃不管常洛已经身患重病，依旧不断地送进精心挑选打扮过的美姬，仅八月十六日，一次又献进侍姬八人……一夜与数人发生性关系……"这样的历史记载让人怀疑其准确性，甚至带有偏见！

泰昌帝病情日渐恶化。八月十七日，他再召太医官及阁部诸臣，自言："朕日食无一盂粥，申旦不寐（从晚上到天亮未能睡觉），奈何？"可见泰昌帝亦自知身体已每下愈况。在八月二十二日，皇上又召御医陈玺诊脉。过后大臣询问情况，知道圣体"御膳减少，兼有痰喘，必需一意调养"。由此可见，泰昌帝病情不轻。八月二十六日，泰昌帝已病重。估计那时已经有了肺感染，影响肺功能，出现气喘，大事不好了。

这样又挨了几日，泰昌帝自觉大限将至。八月二十九日，他召见首辅方从哲等人，竟然提到"寿宫"（陵墓）事。方首辅以为皇上问的是上月去世的万历帝的陵寝，泰昌帝却指自己说："是朕寿宫。"诸臣不敢妄答。

这时的泰昌帝已病入膏肓。但他仍然清醒，还问及鸿胪寺丞李可灼。鸿胪寺是掌管朝会、宾客、礼仪等事的一个机构。不知泰昌帝从哪里获悉，李可灼有仙丹妙药可治帝疾。他召见李可灼后，服用了其献上的一颗红丸，获得暂时的舒适。当日黄昏，泰昌帝不顾御医陈玺等反对，坚持再吃一颗，次日凌晨（九月初一日）就去世了。这就是历史上的红丸案。

说到泰昌帝的病，很多人认为，仍是壮年的他（才38岁），才不到十天，不可能因色事过度而病倒。那些坚信他纵欲过度的人，提出的理由是泰昌帝一向身体孱弱，纵欲过度而病倒。

如果《明史·杨涟传》的记载准确，那么泰昌帝在即位五天后（八月初五）便得了病。史学家黎东方认为是得了腹泻之疾。这可能性很大。他的父皇万历帝曾经患慢性痢疾。泰昌帝可能也一样患感染性痢疾。痢疾是因细菌（包括伤寒菌）或阿米巴感染、食水不洁以及不卫生的处理食物方法所致。如果能知道万历帝、泰昌帝父子的御厨、食物的卫生状况，以及饮用水是否同一来源，也许能帮助我们判断。

坏就坏在"伪医"崔文昇给已患肠胃病的泰昌帝服用大黄。大黄系蓼科多年生草本植物，含有导泻的成分如大黄酚、大黄素、番泻甙A、大黄酸等等。传统医药学上认为，大黄药性攻积导滞，泻火解毒，有清肝利胆、强心理血、健脾通腑、清肺解毒等作用。大黄内的结合蒽醌类物质能促使肠蠕动，增加排空运动从而致泻。现代的泻药也有含番泻甙的。

泰昌帝服用崔文昇的大黄后，如堤坝缺口，一夜腹泻三四十次，失去大量体内水分以及电解质，导致脱水，幸好他还没有因而丧命。经此之后，估计没有继续服用大黄，腹泻次数也减少了。就算没有服用止泻药，身体应该也会逐渐恢复，但为什么他的病情会越来越严重？推测他本来就患有肠胃道病（发炎，感染）或是痢疾，他极有可能死于慢性痢疾（甚至肠穿孔，腹膜炎并发等）。

我不认为泰昌帝是因为服了两粒红丸而猝死。红丸是"红铅金丹"或"三元丹"。民间说以处女初潮经血混入午夜第一滴露水及乌梅等药物，煮过七次后而成药浆，再加入红铅、秋石（人尿）、人乳、辰砂（朱砂）、松脂等药物炮制而成。所以红丸中含有重金属铅、砷。

但是重金属中毒多是慢性中毒，而且没有泰昌帝惊厥、抽搐等急性中毒征象的记录，他不太可能因急性中毒而暴毙。

总的来说，泰昌帝之亡，其原因是庸医误诊，是乱投药石，是愚昧无知。

至于他是否被郑贵妃或宫中的人所谋害，就留给史学家重新审视，进一步探讨吧！

推测皇太极所患的不是什么古代人特有的疾病，而是今日我们时下所说的过劳死。

皇太极猝死

坐落在辽宁省沈阳市的北端，有一座北陵公园，也称昭陵。昭陵是清王朝第二任皇帝皇太极（1592—1643）的陵寝。我曾到此一游，犹如上了一堂清初的历史课。

皇太极是清朝开国皇帝努尔哈赤（1559—1626）的第八个儿子，在位17年，对于他一生的政绩，《清史稿·太宗本纪》有如下的评价：允文允武，内修政事，外勤讨伐，用兵如神，所向有功。他可以说是一位文韬武略、功大于过的杰出君王。

穿过高高的凤凰楼的楼阁，就看见清宁宫了。一天晚上，皇太极坐在宫内东暖阁的火炕上处理政务。到了九点多钟（亥时），被发现猝然死去。皇太极死前没有诉说不适，白天还在崇政殿处理政务。这一切都说明他没有患重病的迹象，皇太极是暴毙或是猝死的，没有被谋害的迹象。《清史稿》中，说皇太极是"端坐而崩"，无疾而终。

以现代医学的眼光来看，皇太极的死亡证书上的死因应该是猝死。猝死是死者在事发前6小时还处于正常状态，心脏突然停顿而死去。事发时死者没有遭受到暴力、创伤等各种意外事件。

猝死的原因很多，多发生在青、壮年中。死者大多数有心血管疾病如心脏病（包括冠状动脉硬化症、急性心肌梗死、肥大性心肌病、心瓣疾病、心脏（室）纤维颤动或心电传导系统心率失调、心肌发炎）等，而脑血管病如脑出血（俗称爆血管）、脑血管栓塞等，以及一些遗传因素，先天血管畸形如动脉瘤等也会导致猝死。

清史专家阎崇年说：皇太极脾气大，忒任性，有高血压，患心脑血管病，皇太极是太爱生气，过于重情，不能制怒，也不能以理制情，自戕身体，过早死了。我同意这一说。皇太极的死因应该是心、脑血管疾病，如心脏病爆发或中风。至于猝死者是否因为脾气大、忒任性，才会有心血管疾病，则不一定。很多心脏病爆发或中风的人，是性格平和容易相处的人。《清史稿·太宗本

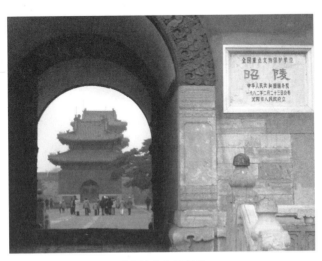

沈阳清皇太极昭陵

纪一》有记载："上仪表奇伟"，推测皇太极是个胖子，而胖人最
易患的是心血管病。

辽宁社会科学院历史所研究员陈涴女士曾参阅皇太极死前几
年内健康状况的记载：他曾多次患病，崇德五年（1640年），
"圣躬违和"，曾到鞍山温泉疗养；六年，患鼻衄；七年十月，
"圣躬违和"，实行大赦，显然病得不轻；十二月，又一次"圣
躬违和"，以致停止出猎回宫；此后，崇德八年正月、三月、四
月，连续发病。把这些情况和4个月后的去世联系起来，可见就
不是"无疾而终"了。从现代医学角度进行分析，结合当时他曾
向朝鲜问医，求取竹沥这味药的情况看，从崇德五年起，皇太极
频频发病。他的健康状况的确是有了问题。

清朝历代皇帝大多勤于政务。大概皇帝们认为明朝之所以灭

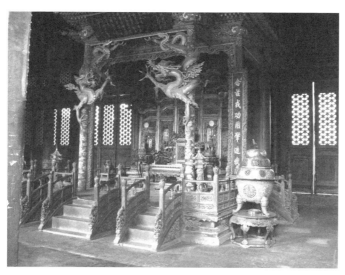

崇政殿——皇太极在此登基称帝

201

亡，是因为明朝出了"大懒惰虫"皇帝，如30年不上朝的神宗朱翊钧、熹宗朱由校，以及日求长生之道、20年不视朝政的世宗朱厚熜（1507—1566）。有鉴于此，清帝们以这些不问朝政的昏庸君王的行为为训，勤勤恳恳，以免重蹈覆辙，招致亡国。

用"劳累一生"来形容皇太极是不为过的。他"每天必须阅完奏章、不惜至深夜"的勤政精神，是历朝皇帝中少有的。皇太极的精神长期处于紧张状态，外则四处出兵征服讨伐，内则应付宫廷斗争，严重地损害了他的健康，积劳成疾，以至猝死，不足为奇。

对于皇太极的这种情况，个人认为他的死因有点像现今我们所说的"过劳死"。过劳死是一个在1969年出现的医学名词，它和工作过劳，超过所能承受限度，以及长期疲劳有关。过劳死的主要原因是心脏病、中风（脑出血）以及巨大压力。死者因为夜以继日，不停工作，不注重休息以致心力交瘁，过劳而死。在日本，近年来因工作过劳死向公司提出赔偿损失的诉讼案件也大有增加。

人遇到压力时，脑神经系统就会出现一连串生理反应，促使体内的肾上腺分泌激素（荷尔蒙）如肾上腺皮质类固醇等，这种牵一发而动全身的生理反应，好像在为人应付困难与变化而做准备。长期的压力，使身体处于紧张状态，久而久之，生理适应性逐渐消失，严重影响健康，影响免疫系统以及对压力的适当反应，最终筋疲力尽，出现种种身心毛病，如忧虑、忧郁、失眠、溃疡等等精神、消化问题，以及心血管问题（高血压、动脉硬化）。

推测皇太极所患的不是什么古代人特有的疾病，而是今日我们时下所说的过劳死。他的猝死是因为长期压力，加上平时饮食不当，引起心血管病变，又不懂得调节自己的生活方式，没有适当医疗，使身体再也支撑不住，永远倒下去了。

古人过于劳累、死在任上的例子不胜枚举。现今社会也有很多过度勤劳的人，工作时间长达10小时，周末无休。这会让他们付出昂贵的代价，损害身体，种下祸根，成为下一个"过劳死"的"候选人"。

猝死、暴毙、过劳死，应该对现代人的健康敲响警钟！

顺治帝、同治帝都死于天花，咸丰帝天花痊愈后成了麻子，

康熙帝命大，患天花不死，因祸得福，

有了免疫力，终生不再患天花。

清王朝和天花

　　疾病是个不讲人情、不顾尊卑贫富、没大没小的"家伙"。它敢冒犯天威，触犯龙体。疾病可以影响人类历史、严重干扰一个王朝。权倾天下的皇帝，掌握王朝的命运以及赏罚生死大权。但九五至尊的君主一旦患上疾病，甚至龙御归天，历史往往会由此改写。在清朝，天花就给王朝行政带来很大干扰。

　　读过弗雷德里克·卡特赖特（Frederick Cartwright）和迈克尔·比迪斯（Michael Biddiss）的 *Disease and History*（书名翻译为《天国之花：瘟疫的文化史》），就会知道过去一些疾病（尤其是传染病）是如何带来巨大灾难、引发历史大事的。

　　一种目前几乎在地球绝迹的传染病——天花，就曾仗恃它的巨大杀伤力，把天子置之死地，甚至改变王朝的命运。而清王朝的确被天花困扰了好几代。

　　在清朝初期，由于南下入主中原的满洲人缺乏对天花的免疫能力，再加上入关后，受到气候、水土的影响，更容易感染天花，连皇室也未能幸免，宫内人人自危，谈天花色变。顺治帝因

害怕传染上正在蒙古流行的天花，连续6年没有接见蒙古王公。没有出过痘的将士也不愿入关出征！

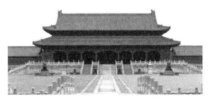

太和门

在清朝12位皇帝当中，有记载患上天花的皇帝就有4位。即第四任皇帝康熙（玄烨1654—1722）和他的父亲顺治帝（1638—1661）以及第九、第十任的咸丰帝（1831—1861）和同治帝（1856—1874）父子。从康熙到同治王朝，相隔百多年，说明天花的确困扰了清王朝很长一段时间。顺治帝、同治帝都死于天花，咸丰帝天花痊愈后成了麻子，康熙帝命大，患天花不死，因祸得福，有了免疫力，终生不再患天花。也是这缘故，出入宫廷的德国传教士汤若望（Johann Adam Schalloon Bell，1591—1666）支持皇太后的意见，而定玄烨继承皇位，成为康熙帝。不过康熙帝也因出过天花，脸上留下出痘疤痕。但自此以后，康熙帝很少得病，能够以充沛的精力，全心全意勤慎理政。加上他的雄才大略，在位61年的他，使大清王朝走向鼎盛。

贵为天子，康熙帝的确在公共卫生、预防医学方面作出了贡献。他促使清政府预防天花传染、蔓延的措施逐步走向系统化、制度化。太医院亦设立了痘诊科，广聘各处名医，在北京也设"查痘章京"这特别职位，负责防治天花事宜。到了康熙朝的中、后期，中国北方的天花势头开始减弱，同时南方的传统吹鼻种痘法也传到北方，带进宫廷。假如当时有世界公共卫生奖，康

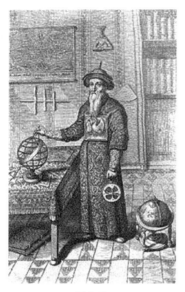

汤若望

熙帝是应该获得这殊荣的。

天花（Smallpox），拉丁文医学名词是Variola，是一种传染性很强、病情险恶、蔓延很广、容易致命的病毒感染。传统医学叫它痘疮，也叫天行发班疮、疫疠疱疮、豌豆疮等。它是一种恶性传染病。对今天的人来说，天花是一个陌生的字眼；但在当时，天花猖獗可怕，曾带给人类巨大的灾难。

国际卫生组织在1980年宣布，天花已经被消灭，在全球消失。虽然目前幼婴儿天花痘苗接种已经无须施行，但是人们还得提高警惕，以防零星病例出现，死灰复燃！一般人，尤其是医科学生，还有必要懂得鉴别相似的痘症，如病情较轻的水痘和天花的临床表现，以免误了大事。

这两者的分别，可参考下面的简表。

病征	天花	水痘
潜伏期	平均12天	13~17天甚至24天
发烧	发烧3~4天出痘	发烧1~2天出痘
皮疹分布特点	离心性	向心性（躯干、头皮、手掌），足底稀少
皮疹特点	痘3日出齐，再3日灌浆，过3日结痂	4日结痂、痒，7~8天痊愈

病征	天花	水痘
疮痘形色	初出时细小、坚实、深藏皮里、留疤痕、灌脓浆	位置肤浅、壁薄、含透明液、无疤痕
并发症	感染、败血症、肺炎、脑膜炎、骨髓炎等	较少见
类型	轻型、爆发型、出血型	

同治皇帝的病患和死因，一些野史和电影改编故事，说他私自微服出宫，寻花问柳，身上长了疮。除非医师有丰富临床经验，不然的话天花的痘疮和梅毒的杨梅疮是不容易分辨的。而且当时没有梅毒螺旋体检查、血清反应检测，甚至活体组织检查这些科学手段，难以确定诊断。所以连太医李立德也认为皇上患了梅毒，害得这可怜的天子落得个嫖妓的臭名。清代皇帝的《脉案档簿》和《万岁爷进药底簿》中详细记录了同治十三年十月三十日得病至同年十二月初五死去前后36天的脉案、病情和用药情况，证明同治帝最后是死于天花。

同治帝是得病后5个星期才死亡。一般患天花死亡常发生在发病后1至2周内。同治帝似乎病后拖了很久才死去。难怪同治帝被怀疑染了梅毒。一般染上梅毒，皮疹多数会自动消退，但会留下无穷后患。而皇上国师翁同龢的日记有记录：帝"头面皆灌浆饱满"，那应该是天花的脓疱在脸、手、脚的离心分布。有记录同治帝患痈，可能是皮肤继发细菌感染，而"脓已半盅，皆脓溃，色白而气腥"，导致败血症，那是凶兆，很快就会死亡。中医研究院和北京医院的专家教授在1979年重新审查历史档案，对同治皇帝的病情发展及用药情况进行了分析与研讨，仍认为同治皇帝是死于天花。

皇帝为什么少有癌症？

曾经写过几位患癌而死的欧洲帝王：法国皇帝拿破仑一世、德国皇帝（也是普鲁士皇帝）腓特烈三世，还有英国的乔治六世。

他们的死因经过解剖而被确定。

那究竟中国的皇帝有患癌的记载吗？

中国古代帝王很少有患上癌症的记载。难道中国古代帝王不容易患上癌症？难道癌症是近数百年的新发现、新出现的病症？

古时候的史官会记录朝代更迭、帝王功过，以及帝王生死的事。不过，对于皇帝患病细节及死亡原因，大概不是他们要记录的要点。也许古代"癌"这个名词还没有出现？

在《康熙字典》等传统字书中没有"癌"字。1915年"癌"字出现在《辞源》和《中华大字典》中，解释"癌"是恶性肿瘤。

不过早在12世纪的宋朝，东轩居士撰写过一本《卫济宝书》，里面提到"癌"这个名词。2001年《中华医史杂志》刊

209

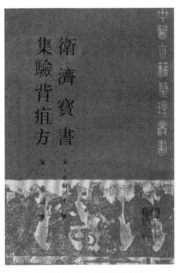

《卫济宝书集验背疽方》

出孙启明撰写的《〈卫济宝书〉"痈"病考实》一文，作者认为《卫济宝书》里的"癌""非今之恶性肿瘤，乃今'无头疽'中之'深部脓肿'"。

宋朝以前，"癌"这个概念是不存在的。宋朝福建人杨士瀛著的《仁斋直指附遗方论》，大概是传统医学文献中最先简明叙述癌的特征的："癌者上高下深，岩穴之状"，并且指出它"毒根深藏"，最后会引起昏迷。这和现代医学的"癌"（cancer）的特征和临床表现有点相似。Cancer这个医学名词来自拉丁文，是"螃蟹"的意思，也来自希腊文的Cancrum（螃蟹）。其特征是癌细胞异常失控，毫无规律地分裂生长，结果形成肿瘤。癌肿的血管犹如螃蟹的爪，从肿瘤处向外四处伸展。

其实，要认识古人的所谓肿瘤是有难处的。主要是描述肿瘤的名目很多，当然肿瘤分类也是个问题。历代的文献所记录的相关名称有痈、肿疡、瘿瘤、恶疮、瘤、岩、癌等十几种。肿瘤也没有分为良性与恶性，脓肿、血（块）肿或霉菌球的肿块等等。

癌症是可致命的恶性肿瘤，是近代所用的医学名词。在组织病理学、细胞学、微生物学甚至遗传学还处于萌芽阶段，诊断造影学还没有诞生时，诊断手段受到限制，很多疾病，尤其是早期的疾病，是很难诊断出来的。

所以，古代的人对于"癌"这个概念是没有认识的。史册没有出现某某帝王患上或死于癌的记录，也没有提过"癌"这个字，那是可以理解的。或许偶然有记录皇帝死前的一些患病征象，但只凭这些征象难以作出可靠的诊断，唯有从一些"蛛丝马迹"的文字资料，去推敲、揣测，做出最接近、最可能的间接诊断。

现代的人患癌的发生率在增加。这可能是因为物理学、放射学等的发展，加上显微镜及各种精密仪器的应用，诊疗更为精细准确，所以能够早日发现更多的肿瘤病例，从而使发病率相应提高。同时现代人生活方式中不良的习惯如吸烟，不利的工作环境，如长期暴露在有辐射的工作环境，以及长期接触足以致癌的物质，如化学药物、污染的空气和水，掺有化学品如添加剂、防腐剂、杀虫剂等的食品，这些都会使癌症的发病率增加。

已经转移或扩散的癌症，是有可能被误诊误医的。例如华南地区有很多人患上颈疬，出现在颈部皮肉间可扪的核块（瘰疬），即现代医学所说的淋巴结病。这些核块，可能是由细菌感染如结核病、病毒感染等引起，也可能是鼻咽癌的癌细胞扩散到颈项的临床表现。曾读到一些报章所刊登或是张贴在路上的包医或专医颈疬的广告，售卖外敷药物或草药，而真正发生在鼻咽的病灶却被忽视了，结果是"治标不治本"。

有时候，癌症原发病灶的病征不很明显，或是被误解、忽略，待癌肿扩散到其他器官后，明显的症状出现时才让病人和医者"惊醒"。例如，有人出现行动不灵、四肢无力、头痛等症状，以为是中风、风邪，其实是肺癌已经转移到脑部了。查问之下，病人可能有过几次咯血，但是以为是"热气"而不以为意。鼻咽癌病人也许有过鼻衄或耳鸣等症状，也被当作"热气"，把颈疬当作"风邪掀结"或"风热毒气，积聚成核"等，到癌细胞侵入骨骼或肺部，为时已晚。

再说，内脏癌肿出现在胰、肝、结肠、卵巢等处，当病势加深，腹部会因蔓延而有腹水鼓胀，症状才明显出现。现代医学是以直接的诊断方法如造影、内窥镜、活组织细胞检验、细胞组织学诊断来确定癌症，然后观察癌细胞的类型，做出临床病期分类，之后施予相应的治疗。

有记载说明朝第六位皇帝英宗朱祁镇得了石水病，也有说是脚气病。真正死因难以考究。不过，个人认为，脚气病的可能性是比较低的。

传统医籍如《内经》描述石水病病人"腹大如箕，腹大如

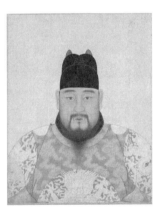

英宗朱祁镇

瓮……"，其实是现代医学的腹水症的症状。出现腹水的原因很多，有肝脏硬化，甚至是心脏、肾脏病等等。就算是癌症，癌肿病灶可能在肝、胰腺、卵巢、大肠等处。发现腹水，并不意味能正确判断出病理。

如果明英宗患上的是石水病，那么究竟由什么病引起？如果是癌症，

以500多年前的医学水平，是很难准确作出诊断的。

能够确定是因癌症而死的中国皇帝应该是清朝末代皇帝宣统爱新觉罗·溥仪（1906—1967），这位娃娃皇帝在位3年，1911年辛亥革命推翻清王朝后，经过改造后，成为一介平民。

据知，1962年，溥仪和李淑贤结婚后两个星期就出现尿血的

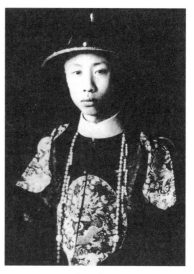

清朝末帝溥仪

症状。医师诊断他有"膀胱热"，开了一些药，没有做进一步检验。两年后，周恩来总理得知溥仪尿血，要求有关部门对溥仪进行全面身体检查，才发现溥仪患上膀胱癌，做了切除手术，几个月后，肿瘤已经蔓延至左肾，又做了多次手术，不见好转，且转移到右肾。溥仪死于肾功能衰竭，死于肾癌，死后庙号为恭宗，谥号愍皇帝，逊帝，其骨灰安放在清西陵。

要康熙皇帝服用这些用树皮磨成的"西洋药"，
他当然很不放心。

从康熙帝的疟疾谈起

清朝的康熙皇帝玄烨一生曾经患过两场可能致命的大病。他在年幼时得过天花，侥幸不死。后来在40岁那年得了疟疾。

史册记载，当时皇上高烧不退，服用了御用传统药物仍不奏效，幸好获得法国国王路易十四派来传教的教士洪若翰（Jean de Fontaney，1643—1710）和刘应（Claude de Visdelou，1656—1737）带来的"金鸡纳霜"（奎宁），才把病治好了。

治疗疟疾的金鸡纳碱是偶然间发现的。17世纪，南美洲秘鲁的印第安人患了高烧、寒战病（其实是疟疾）。他们去种满金鸡纳树旁的一潭死水取水喝，高烧竟然奇迹似的消退。后来金鸡纳树皮能医病的消息不胫而走。在该地的耶稣会传教士学会从金鸡纳树皮中提取奎宁，治疗疟疾。这些都有记载。这种医疗法被带入欧洲，在耶稣会中世代相传。金鸡纳树的树皮也称作"耶稣会树皮"。以金鸡纳霜治好康熙帝的疟疾的事情，被收录在另一位法国传教士、康熙帝的数学老师白晋（Joachim Bouvet，1656—1732）所写、1697年在巴黎出版的《中国皇帝康熙传》

（*Portrait Historique de l' Empereur de la Chine*）里。

要康熙皇帝服用这些用树皮磨成的"西洋药"，他当然很不放心。结果还是身旁的四名大臣，深知《礼记》所说的"君饮药臣先尝"的道理，"自告奋勇"冒死服用。知道没有出现不良反应，康熙皇帝才安心把药吃下去。

疟疾（以前有人叫它蚊症，古代叫瘴气病，也叫瘴疟、脾寒、牝疟）是一种很古老的疾病。金鸡纳树皮对高烧、寒战病（疟疾）有疗效，早在17世纪已经被发现。但到

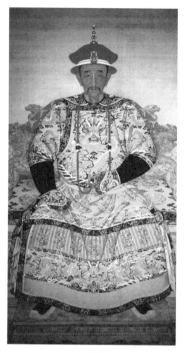

康熙

1880年，外科医生阿方瑟·拉韦兰（Alphonse Laveran）才在非洲阿尔及利亚利用显微镜观察到疟疾病人血液里的疟原虫。

疟疾的病因是雌按蚊通过叮咬、吸血把疟疾原虫注入人体。在中国，查考历史记载，远在公元前2000多年的殷商时代，中国已把"疟"字作为疾病记录在甲骨文和青铜器上，战国末期已有关于疟疾流行季节的记述。公元前1—2世纪，中国最早医书《素问》对其亦有详述、分类："疟有一日一发，二日一发，三日一发，有间一日，有上半日发，下半日发及日与夜各发者。有有汗，有无汗……"，随后的医者如元朝朱震亨（丹溪）（1281—

1358）、明朝王肯堂（1551—1622）、清朝陈复正（1690—1751）在其医籍中都有更详述的记录。

我们还能翻阅其他文献，公元前1600多年前印度的《吠陀经》中记录了疟疾，2500年前，希波克拉底（Hippocrates）也记录了疟疾。疟疾曾给人类造成巨大灾难，甚至成为影响人类历史进程的重要因素。历史上不乏因疟疾暴发而造成重大军事行动失败的记录。如《后汉书》所记：汉光武帝的将军马援在公元44年领军北返，就有"十之四五"死于瘴疫。

在海拔很高的地区，以及钢筋混凝土建筑物密集、都市化程度较高的地区，不利于疟蚊的滋长，所以也不利于疟疾的传播。和很多发达国家和地区相比，疟疾对非洲造成的威胁更大。由于我们可能到疟疾流行的地区旅游或工作，所以有必要知道疟疾的常识并加以预防。

古人把疟疾分为30多类。现代医学认为疟疾是由4类疟原虫引起，分别是恶性疟原虫、间日疟原虫、卵形疟原虫、三日疟原虫。这和《素问》所述及分类相差不远，说明古人有敏锐的临床观察力。当蚊子去叮那些血液带有疟原虫的人，疟原虫就会在蚊子体内发育，成为孢子体，储存在它的唾液腺，当它再次叮人吸血，就把孢子体注入人体，在人的肝脏繁殖，传进红细胞。14周后，间歇性发烧、寒战、头痛、脾脏肿大、肌肉酸痛等症状就出现了。疟疾就这样传播开来！

疟疾是可以致命的！最可怕的是黑热病或黑尿热，是恶性疟原虫引起的溶血病。患者尿液排出有血红蛋白的"黑"尿，甚至引发肾功能衰竭。更甚的还有出血、休克、肝功能衰竭、脑疟疾、抽搐、昏迷的症状。

值得注意的是：按蚊有别于伊蚊，前者传播的是疟原虫，引起疟疾；后者则传播登革病毒，引起骨痛热病及溢血症。

从19世纪开始，很多科学家潜心研究疟原虫的生活史以及疟疾的病理以及治疗，也因此出现了好几位诺贝尔奖得主。

疟疾至今还是难以应付。全球约有5亿多患者，每年死者超过100万。因为疟疾原虫生命力顽强，能够对药物产生抗药能力。开始，奎宁对疟疾有效。不过奎宁有很多副作用，会危害患者尤其是孕妇的健康；20世纪三四十年代，美国制造了一些较为安全的合成抗疟药物如氯喹等。

晋代医药学家葛洪（283—343）所著的《肘后备急方》，记录了一种草本药物青蒿。但迟至1971年，中国科学家才从黄花蒿中提取出青蒿素。它很快成为全球最主要抗疟疾药物之一。可是在2005年的医学期刊《柳叶刀》，刊出一项研究报告指出，由于青蒿素不当使用，使疟原虫能够对它产生抗药性。不久世界卫生组织在2006年1月要求制药公司终止上市和销售疟疾青蒿素的"单剂药"，防止疟原虫对它产生抗药性。①

要彻底解决难题，研究和制造出能够有效应付疟疾的疫苗，是科学家的目标。早在1983年，科学家首次成功克隆疟原虫的基

---

① 为防止和延缓单方青蒿素抗药性的出现，1981年中国科学家提出研发青蒿素复方药物，并在此后研发出多种抗疟更有效的青蒿素类药物，在全球广泛应用。针对近年全球部分地区出现疟原虫对于青蒿素和其他抗疟药的抗药性，全球科学家正持续攻坚并有所突破。目前以青蒿素为基础的复方药物仍是疟疾的标准治疗药物。

因；2002年，科学家成功绘制按蚊和疟原虫基因图谱，使世人看到消灭疟疾的曙光。

根据医学杂志的报告："全球气候变暖以及厄尔尼诺现象增强所引起的温度和降雨变化，势必影响疟疾原有的分布格局。根据大气环流模型（GCM）预测，到了2100年，全球平均气温将升高3~5摄氏度，疟疾发病人数在热带地区会增加2倍，温带地区将增加10倍以上，不久前印度洋海啸这样的自然灾害，更是引起疟疾大流行的突发危机因素。"

我们有理由相信康熙帝是因感冒引起其他病症，
死亡实属自然死亡，并非下毒致死。

康熙死于流感？

很多人读过康熙皇帝患病的故事，知道他一生曾经患过两场足以致命的大病。年幼时他得过天花，侥幸不死。后来又得了疟疾。幸好获得法国国王路易十四派来传教的耶稣会教士洪若翰和刘应带来的"金鸡纳霜"，康熙帝服用后才把病治好。

其实康熙帝还有过其他的病。他中年以后，除了患过疟疾外，还有唇瘤、心悸等病，都被外国传教士治愈。

根据阎崇年《正说清朝十二帝》（中华书局2004年）一书和史书记载，1708年（康熙四十七年），康熙帝宣布废黜皇太子，他宣布谕旨时，"且谕且泣，至于仆地"（一边宣谕，一边哭，宣谕完了之后，康熙扑倒在地），他心情十分难过，悲伤不已，七天七夜不思寝食。他由于过于伤心而中风，右手不能写字，用左手批阅奏折。

阎崇年在《百家讲坛》栏目的"康熙大帝"专题中说："在康熙皇帝晚年的这些时光里，他的儿子们为了争夺皇位，不惜骨肉相残，他也两度废立太子，痛心不已，父子天伦已是奢求，更何况晚年半身不遂的苦痛伴随他直到生命的尽头……"所以康熙帝晚年有半身不遂是事实。

我们以康熙帝晚年的中风和半身不遂为例，从现代医学的角度，谈谈中风和半身不遂的问题。

中风是因脑血管血流中断，循环障碍受阻塞（缺血），出现栓塞，形成血栓或是脑血管破裂出血，导致急性或突发性脑部细胞被破坏及死亡，使人失去意识。导致中风的因素有高龄、高血压（伴随动脉血管硬化）、高血糖（糖尿病）、高血脂、吸烟、心脏病（如心律不齐，心房纤维性颤动，也叫房颤），或是在发作24小时内复原的短暂性缺血等等。

我们无从知道高龄的康熙帝有没有高血压、动脉血管硬化、高血糖（糖尿病）、高血脂等。那个年代没有检查血糖、血脂和量血压的技术，史书也没有明确记载他是否有短暂性缺血发作的症状（眩晕、言语不清、肢体麻木、一侧无力、头痛、舌麻、唇麻、嘴歪眼斜等），但可以肯定的是，康熙帝不饮酒，尤恶吸烟，曾传旨禁止吸烟。大学士蒋陈锡曾为康熙帝不饮酒、不吸烟而作诗："碧碗琼浆潋滟开，肆筵先已戒深杯。瑶池宴罢云屏敞，不许人间烟火来。"

康熙帝中风，右手不能写字，用左手批阅奏折，他的半身不遂或右偏瘫，也许是较为轻微的偏瘫或轻度侧不全麻痹。

康熙帝的中风会有其他起因吗？

我们可以大胆推测，康熙帝有心脏病及心率不齐，使得他心脏"跳得很快，卧病几死"（心悸）。心律不齐常见于心房纤维

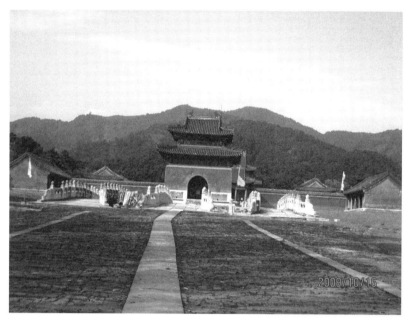

河北遵化清东陵康熙景陵

性颤动（房颤）。

　　房颤即心跳快速或不规律。由于心房颤动，心肌在一舒一压的时候，未能有效地把血液泵出，影响血流输出到身体各部分，使患者心悸。导致房颤的原因很多，包括高血压、糖尿病、心脏病和先天性心脏病、心瓣畸形、睡眠呼吸暂停症及甲状腺疾病等。患者如有房颤，应找医生详细诊断，找出病因，对症下药。

　　大概康熙帝中风是因房颤心悸引起。当患者心脏未能有效地把血液泵出时，心脏里的血液会凝结成血块（血栓），这些血栓一旦泵出心脏外，流入脑血管，会造成栓塞，导致中风。

　　康熙帝是因何死去？是不是又一次脑血管大栓塞，严重中风而亡？还是有别的原因？

　　清朝官史记载，康熙帝临终前几天，宣称"偶感风寒"，并没有处于病危阶段，也未闻发出过任何龙体不豫、"病危告急"通知。清史研究者、清室后裔金恒源说，康熙帝对自己的病情"不够重视"，说明开始生病时情况并不严重。有人认为，康熙帝本无致命疾病，但自二废太子后，精神崩溃，终于卧床不起，并引发高烧。

　　我认为，我们忽略了"终于卧床不起，并引发高烧"，这是很关键的字句。我们有理由相信康熙帝是因感冒引起其他病症，死亡实属自然死亡，并非下毒致死。

　　康熙帝是在康熙六十一年（1722）十一月十三日死去。这个时候正是秋末冬初，是季节性流行性感冒病毒猖獗的时期。最容易受袭的对象是老和幼，65岁以上的老人和2岁以下的幼童风险更高。根据统计，全球每年就有300万至500万人患流感，其中25万至50万人因并发症死去。根据美国的疾病控制与预防中心的数据，每年有20万人因流感留医，3万多人因并发症死亡。死者中65岁以上的人最多。那些慢性病病人，无论老少，都属高危人群。

　　流感的病势可能急骤恶化，有慢性心脏病、半身不遂的68岁的康熙帝开始不以为意，后来发高烧，有了并发症（如常见的肺炎），病况急转直下，龙驭归天了！

嘉庆帝的死因，说法不一。

宫廷的说法是因病而死。

但因为嘉庆帝死在雷电交加的晚上，

就有传闻说皇上是遭了雷殛。

嘉庆帝死于高血压

河北避暑山庄，距离北京230公里。它又名承德离宫或热河行宫，是清代皇帝夏天避暑和处理政务的场所。清朝有两个皇帝死在避暑山庄内，即清朝第七任皇帝嘉庆颙（永）琰（1760—1820），以及他的孙子，第九任皇帝咸丰帝（1831—1861）。

嘉庆帝颙（永）琰，是乾隆皇帝的十五皇子。嘉庆帝的死因，说法不一。宫廷的说法是因病而死。但因为嘉庆帝死在雷电交加的晚上，就有传闻说皇上是遭了雷殛。

六十一岁的嘉庆帝身体比较肥胖，当日到城隍庙烧香，然后又去永佑宫行礼，沿途疲劳，天气暑热，翌日驾崩，很可能因心血管病或是脑出血而猝死。而遭雷殛的说法，不可尽信。

有关历代帝王死亡的细节史书多数没有详细记录，只是说圣上因病而死。不过司马哲编著的《细说清朝十二帝》描述了有关嘉庆帝去世前夕的情形。其中有一段："到了晚上，才觉得十分难受，痰气上涌，平卧时更厉害，只得半坐半卧挨过一夜，特别难熬……"，隔天"脸孔显得苍白浮肿，不断的痰涌影响呼吸畅

223

通，身体非常虚弱，说话极其困难，断断续续……"。谁都没有想到问题的严重，连嘉庆帝本人也以为只是一般病症，到了下午，病势突变，痰涌堵塞气管，呼吸更加困难，已经无法说话……

我们凭着这些资料为嘉庆帝作诊断。他分明是有了高血压。以当时的医学知识，对高血压一无所知，更别说降血压治疗，只好让高血压继续拖延、发展下去。长期的高血压会使心脏、心肌逐渐肥大、受损无力，演变成高血压性心脏病，待病情进一步严重，就会出现心脏衰竭。

现在，高血压的诊断方法十分简单容易，只要用血压计去测量就可知。可惜当时人们还不知高血压、血压计为何物！血压计至1880年才由德国医生Samuel von Basch（1837—1905）发明。

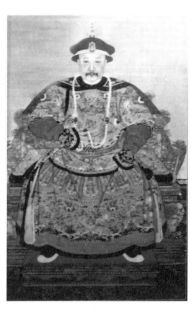

嘉庆帝

患上高血压的人开始或中期全无感觉和症状（有些没有头晕、头疼），身体在不知不觉间受到严重损害，所以高血压是无声杀手。高血压到了中、晚期才出现心脏功能不全、心律失常的症状。开始是在劳累时出现症状，后来连轻微体力劳动时也会气短，呼吸急速、困难。尤其是在夜间，睡到半夜，平卧姿势会使横膈膜升起，双肺受压，影响呼吸，加上心脏无力把回流的血液泵出体外，使肺部充血，呼吸会更加困难而被憋醒。同时亦伴有咳嗽、咳痰（因为肺充血，也会有粉红色泡沫样痰）等症状而被迫坐起来，经过一段时间后，肺充血减少，呼吸困难逐渐平息，才能再入睡。这是急性肺水肿的临床诊断。这也是嘉庆帝"到了晚上，才觉得十分难受，痰气上涌，平卧时更厉害，只得半坐半卧挨过一夜，特别难熬……脸孔显得苍白浮肿，不断的痰涌影响呼吸畅通"的原因。

高血压性心脏病导致急性肺水肿，是内科医学的紧急病征。病人有了这些病征，得马上找医生抢救，刻不容缓，需要注射利尿剂，将身体内尤其是肺部所淤积的水分排出；同时使用适当的药物治疗心脏衰竭。

高血压是文明社会常见的病，数百年来，这无声杀手不知要了多少人的性命。

高血压病是会影响全身血管病变的心血管病。病者因为长期血压高，导致全身小动脉硬化、狭窄，从而影响组织器官的血液供应，造成好多严重后果，出现高血压并发症。在所有的并发症中，以心、脑、肾的损害最为严重。例如脑血管破裂——脑出血（中风），严重的会暴毙、昏迷。即使不死，也大多数会致残，如半身不遂（偏瘫）等。

有了高血压而不知，没有治疗，长此下去，会导致心肌（左心室）肥厚、心绞痛，以及心肌梗死。当病势演变成心脏衰竭时，急性肺水肿就产生了。

如果高血压导致肾动脉硬化，肾脏就会受到损害，引起肾功能衰竭，迅速发展为尿毒症。

因为血管的病理变化，血管狭窄，血流不通畅，腿部肌肉缺氧，走了一段路后，就会出现小腿肌肉疼痛，要停下来休息。医学上称之为间歇性跛行。有了这种征象，就得尽早去检查身体。

较少见但非常严重、有生命危险的并发症为主动脉夹层动脉瘤，它因血管壁硬化薄弱而随时会破裂或爆裂，溢出的血流入心包或胸膜腔，导致猝死。

由于古代还没有高血压的概念，所以史书上也没有帝王因高血压致命的记载。也许唐太宗的中风和瘫痪是因高血压导致。1643年清朝第二任皇帝皇太极在沈阳皇宫东暖阁寝宫猝然中风而亡，大概也是高血压导致。

高血压这种病已经存在很久。也许当时不叫高血压而叫晕眩，不叫脑出血或心脏病爆发而叫暴厥、僵仆、猝倒。我们无从知道高血压是何时才有的。

至今医学界还在寻求更理想的预防与治疗方法。无论如何，预防疾病胜于治疗，要定期去检查血压，有健康的生活方式，提高警惕，尤其是有了上面所述的症状，应赶快去检查血压，尽早治疗！

之前关于光绪帝的死亡原因有很多揣测和说法，

有人说是病死，属自然死亡，

有人却说是被谋害下毒而死。

光绪帝死于砒霜中毒

2008年11月初，多家报纸报道在北京召开"清光绪皇帝死因"的研讨会，在光绪皇帝（1871—1908）的百年忌辰来临之前，探讨备受争议的光绪帝的死亡原因。他在1908年11月14日，死于急性胃肠性砒霜中毒。

之前关于光绪帝的死亡原因有很多揣测和说法，有人说是病死，属自然死亡，有人却说是被谋害下毒而死。众说纷纭，难下定论（参阅阎崇年著《正说清朝十二帝》，中华书局2005年第5次印刷版，249–253页）。我读过著名清史专家、中国人民大学清史研究院院长陈桦教授所著的《光绪之死大揭秘》一书，里面详细列了一些重要资料及文献。

这些重要资料、文献及结论，是陈桦教授的研究组多年探索的结果。他们使用最先进的科学方法，如中子活化、X射线荧光分析、原子荧光光度法等现代专业技术手段，检测光绪帝的遗骨、衣服、头发等，发现里

光绪帝

面的砷（砒霜）含量高出正常值数百倍。通过这些先进的科学方法，得出结论——光绪帝死于砒霜中毒。

但随之而来的问题，扑朔迷离，耐人寻味。当时掌握实权、光绪帝的姨妈慈禧太后在他死去约22小时后跟着去世（1908年11月15日），让这案件疑云重重，而且光绪帝死亡前4年，已有人预言光绪帝会先慈禧太后而死。《崇陵传信录》（光绪帝的传记）里有一段，……太后怒曰："我不能先尔死。"这些引起史学家进一步探讨：谁是谋害光绪帝的真凶？又为什么要这样做？背后究竟有何阴谋？

究竟光绪帝是否因喝了大量砒霜而急性中毒身亡？还是他一路以来都在知情或不知情下服用过砒霜，如雄黄（二硫化二砷），而先有了慢性砒霜中毒？

研究人员检验出光绪帝头发的含砷量是慢性砷中毒者的66倍，不像是慢性砷中毒。

种种证据与迹象显示，光绪帝体内，尤其是胃部，含有大量的三氧化二砷（砒霜）。从检测光绪帝尸体的衣物含砷量来看，他的里层衣物，特别是胃区部分，含砷量大大高于外层，间接指出光绪帝的尸体胃部有大量砒霜，后来因胃部腹壁腐烂，毒液溢出，沾染裹尸衣物，证明光绪帝曾服用过这剧毒物并致死。

根据记载，光绪帝"辄不愿饮，十剂中仅服一二剂……"，他不轻易吃药，或是讨厌吃药。那么光绪帝是否知道给他喝的酸奶含有无色无味的砒霜，而自愿喝下毒液？还是被强迫灌下毒液？（参阅《启功口述历史》：……是老佛爷（慈禧）赏给万岁爷（光绪）的塌喇（酸奶）……）服毒到死亡这段时间相距多久？有可靠医案记录他服毒后的症状吗？

清朝最后的一个皇帝溥仪的自传《我的前半生》记载了老太监李长安的一番话，称光绪帝在死的前一天还是好好的，用了一剂药就坏了。还有些记载表明，光绪帝死前的一两天没有重病的迹象。

研究光绪帝死因的学者，自然会参阅光绪帝的各种健康状况记录。但是医案、脉案的可信度如何？

光绪帝在1898年戊戌变法、百日维新运动失败后，被慈禧太后幽禁瀛台。名医陈莲舫被召入京替光绪帝看病，但只由太后代述病状。陈莲舫唯有"未知脉象，虚以手按之而已……"。慈禧太后也曾命令太医依照她所说记录在案，写出假脉案，将病情描述得很严重，制造皇帝患病的假象，让人认为光绪帝是因病而自然死亡。也许这背后有莫大宫廷政治阴谋。

清朝名医屈桂庭在他写的《诊治光绪皇帝秘记》中记载：光绪帝在死前三天，曾在床上乱滚，……肚子疼得不得了，……脸颊发黑，舌头又黄又黑……，这段记录是否可靠？把上面老太监李长安的一番话"光绪帝在死的前一天，还是好好的……"，以及在大变之前两天，"尚见皇上步游水滨，意志活泼"这些记录与其对证，是互相矛盾的。

光绪帝生前身体的确并不健康，他驾崩当天发出谕旨，说自己"不豫，阴阳两亏，标本兼病，胸满胃逆，腰胯酸痛（光绪帝自述，认为是肾经亏损），饮食减少，气壅喘咳，益以麻冷

229

发热，精神困惫，夜不能寐……"去世前几个小时，他有精神发出谕旨吗？所以所讲的病况，就不可靠了，可能是出于旁人之手。

今天，如果医生在医疗记录做手脚，造假，涂改，增添，删除，肯定会被医学理事会检举除名，不得再行医。

其实光绪帝多年来健康欠佳，都是精神上的问题。他可能是长期精神压力大，情绪受困扰，加上囚禁中孤独，压抑忧郁。这是现代医学所说的"心身病"。这些精神心理因素会诱发官能、躯体上的种种毛病，使周身不适，出现如高血压、溃疡病、神经性呕吐、偏头痛、肠胃不适、心悸、失眠等病症。至于说光绪帝患有"痨瘵（肺结核），病入膏肓，脏腑皆已坏死……"，我不知道它和现代医学术语"坏死"（necrosis）是否相同，或是指器官功能衰竭？可惜当时的医学水平还没有造影技术，脏腑是否真的坏死，不得而知。

传统文献提到砒霜"性猛如貔，故名砒"，是"大毒之物，误食必死"。药物如信石、枯痔散等都含有大量的砒霜。根据医科教科书，砒霜进入体内后，排出体外的过程相当缓慢。急性中毒的症状有呕吐、脸部浮肿、眼结膜出血、淘米水样或出血性腹泻、蛋白尿、血尿、眩晕、头痛昏睡、惊厥、休克，以至死亡。究竟光绪帝死前有没有这些症状，没有可靠的医案记录。

光绪帝有慢性砷中毒现象吗？较明显的症状如皮肤现出深浅不一的斑点，有脱皮现象；指甲出现横线纹，口部发炎；手掌、脚板、身躯会长出"鸡眼"，皮肤也会发痒变厚，有灼热感觉，这些都很容易观察到，可是医案却没有这样的记录可寻。

种种证据，加上先进的科学方法检验结果，光绪帝是死于急性砒霜中毒的。

从医学观点来看，人们也会担心奶妈的乳汁带有细菌，
艾滋病（HIV）病毒、乙肝（B型肝炎）……
谈"奶"色变。

乳母也封爵

顾名思义，乳母也叫奶娘、奶妈，就是用自己的乳汁去喂养他人婴儿的妇女。需要乳母的原因很多，如母亲生产后不幸去世，或是母亲患上重病，动过大手术不能哺乳，或是生下多胞胎，母亲没有足够的乳汁哺养等。在外国，乳母也叫Wet nurse。以前，能够聘雇乳母来喂养婴儿是权贵们、富贵人家、皇室成员或有社会地位身份的标志。

以前是没有用奶粉来哺婴这回事的。奶粉在19世纪初才出现，俄国医生克里乔斯基（Osip Krichevsky）发明了制成奶粉的方法。

我们这里谈谈乳母。在很多人心目中，乳母是卑微、微不足道的"职业"，是很容易被遗忘的人！难道乳母就永远没有出头的日子和机会，要寂寂无闻地生活下去？其实不然。我查阅过古代很多有关乳母的事迹，值得写下来和大家分享。

我曾经以《皇帝的母子情结——明熹宗与乳母客氏》为题，叙述过有关乳母客氏的故事。客氏被皇上册封为"奉圣夫人"。

朱由校出生后，生母王选侍没有奶水喂养，客氏被选入皇宫做他的奶妈。朱由校就是吃她的乳汁长大的。有奶便是娘，对朱由校来说，客氏有哺养之恩，乳母就如他亲娘，两人的年龄相差18岁。从心理上，朱由校从小就依附她，甚至敬畏她。故此朱由校登基后就册封了他的乳母。

朱由校当上皇帝，作为乳母的客氏受到的恩宠隆遇是前所未有的。每逢客氏生日，皇帝必亲自为她祝寿。客氏每次出行，其排场不亚于皇帝。她出宫入宫，要清尘除道，香烟缭绕，只闻"老祖太太千岁"之声，响彻云霄。

客氏对此犹不知足，凭着皇帝的宠爱，恃宠凌人，排除异己。她的第一步，就是要先铲除皇上老爸光宗朱常洛所亲信的宦官——一位受士大夫称道的司礼监秉笔太监王安。客氏还连同太监魏忠贤假传圣旨，将有身孕的裕妃幽禁，赶走她的宫女，断绝她的饮食，让裕妃活活饿死在宫中，实在恶毒之至。她和魏忠贤勾结，策划种种阴谋，把持朝政十多年，坏事做尽，加速了明朝的衰亡。

乳母受爵册封，并不是始于乳母客氏，查阅史料，历朝历代皆有此事。早在汉朝，东汉安帝刘祜（94—125）封乳母王圣"野王君"。她扰乱朝政，母女俩（女伯荣封为中使）和宦官江京、李闰等勾结，诽谤太后邓绥，打击太后的家族，煽动内外，任性而为，曾逼得向安帝上疏谏议、批评朝政的宰相杨震服毒自杀，最后把太子刘保（后来的顺帝）也废了。

继位的安帝独子顺帝刘保（115—144）不吸取前车之鉴，

也册封曾参与迎立的乳母宋娥为"山阳君";后来的汉灵帝刘宏（156—189）册封他的乳母赵娆为"平氏君"。东汉"士大夫反对皇帝爵封乳母，如分割土地，建立封国等。他们除了认为乳母出身卑贱之外，又包含了男性官僚对女性参与政治的嫌恶与恐惧，所谓'专政在阴'将引起山崩地震等灾异……"。"专政在阴"是说当时京都发生地裂，汉顺帝召集三公九卿商讨对策，大臣李固禀告主上，说先皇安帝破坏传统的典章制度，给乳母王圣封爵，使王圣得以兴风作浪，竟至改变皇太子的继承地位，因而皇上陷于危境，劝告陛下应该谋求善政。

到了唐代，皇帝、太子乳母的爵赏制度化，一般封以"夫人"邑号，封赏对象逐渐扩大；随着儒家礼法的逐渐下移，唐朝士人已基本接受了为乳母服丧的制度。封赏乳母的制度，使礼敬乳母在唐代成为一种主流的价值观念（参阅中国社科院历史研究所刘琴丽刊于《兰州学刊》的《论唐代乳母角色地位的新发展》一文）。唐朝册封奶妈的还有中宗李显（656—710），在神龙元年（705）册封乳母于氏为"平恩郡夫人"，景龙四年（710）封奶妈高氏为"修国夫人"。而继位的睿宗李旦（662—716）也册封他的儿子、后来的唐玄宗李隆基（685—762）的乳母蒋氏为"吴国夫人"，封莫氏为"燕国夫人"。《旧唐书》记载，唐朝末代皇帝哀帝李柷（892—908）在天祐二年九月宣旨："奶婆杨氏，可赐号昭仪；奶婆王氏，可封郡夫人；第二奶婆王氏，先帝已封郡夫人，今准杨氏例改封。"

到了元朝，元世祖忽必烈（1215—1294）封他的皇子燕王的乳母赵氏为"幽国夫人",封她的丈夫巩性禄为"性育公";元成宗铁穆耳(1265—1307)封奶妈的丈夫为"寿国公";元仁宗爱育黎拔力八达(1285—1320)封奶妈的丈夫杨性荣为"云国公";元英宗硕德八剌(1303—1323)封奶妈忽秃台为"定襄郡夫人",封她的丈夫阿来为"定襄郡王"。可谓"夫凭妻贵"!

到了明朝,明成祖朱棣(1360—1424)封奶妈冯氏"保重贤顺夫人"等。

清代也有赠乳母"夫人"封号的做法。顺治帝乳母朴氏封"奉圣夫人",李佳氏封"佑圣夫人",叶赫勒氏封"佐圣夫人",康熙的乳母瓜尔佳氏封"保圣夫人"。她们的坟墓修筑在该皇帝陵寝附近。在遵化清东陵风水墙外,就有4座乳母墓,她们的丈夫也获谥号和世职。

从上面的资料可以看得出乳母的地位是相当高的。我想,主要原因是由于皇帝是喝着乳母的奶汁长大,乳母有哺育之恩,加上"母子"长期相处一起,从小得到体贴入微、无微不至的照顾。这些"肌肤接触"以及呵护备至的照料,加深了"母子"间的感情及依赖。待登位后,皇帝会感恩图报,提高乳母地位,封赏晋爵,是不稀奇的事。

时至今日,乳母这"行业"已经没落乃至消失。从医学观点来看,人们也会担心奶妈的乳汁带有细菌,如艾滋病(HIV)病毒、乙肝(B型肝炎)病毒和B族链型细菌,以及含污染物质如农药、重金属等,谈"奶"色变。所以,昔日认为雇得起保姆才显得出社会地位的思想,已经过时了!

这两位皇帝跌落水里，

当时并没有被淹死，可属万幸。

可是，他俩获救后，是否就此龙体无恙呢？

差点淹死的帝王

今天要谈谈跌进水里，差点淹死（"溺毙"）的帝王。

先弄清楚名词的定义。溺水是指"淹没在水里"，相当于医学名词drowning。drowning，指的是溺毙或因溺水而死去。至于沉在水里或浸在水里面而侥幸获救、大难不死的情况，临床诊断一般用near drowning（近乎溺死）这个词。这里就讨论"溺水"与"溺死"（或淹死）的区别。

明朝就有两位皇帝掉进水里，差点被淹死。这两位皇帝就是：第十位皇帝明武宗朱厚照，第十五位皇帝明熹宗朱由校。

根据历史记载，明武宗朱厚照在正德十五年（1520）九月十五日，在南巡途中于清江浦（江苏淮安市清江浦区）垂钓，不慎落水受寒……御医施救，龙体难愈，身体每况愈下。（《明史·本纪第十六》："渔于积水池，舟覆，救免，遂不豫。"）。次年三月（6个月后），武宗病死于豹房。

清江浦是武宗落水的地方，《明武宗外纪》对此记载较详："舟覆溺焉，左右大恐，争入水掖之出，自是遂不豫。"后来

236

地方官员称这个地方为"跃龙池"，门外之桥称为"跃龙桥"，目前是江苏省淮安市一座综合性公园，叫楚秀园，成为知名的旅游景点。

至于熹宗，他是在天启五年[①]（1625）八月，去深水处泛小舟，被一阵狂风刮翻了船，差点被淹死。经过这次惊吓，身体每况愈下。天启七年八月（两年后）驾崩。

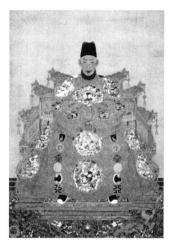

皇帝明武宗朱厚照

熹宗覆舟之事，记录在《甲申朝事小纪》："熹庙五年（1625）八月十八日，祭方泽坛回，即幸西苑，与巴巴（即客氏）乘舟，上（皇帝）身自刺船（撑船），二内臣佐之，随波荡漾……倏忽大风陡作，舟覆，上与二内臣俱坠水底。两岸惊呼，从者俱无人色。内官谈敬急奔入水，负帝以出。二臣已毙于水……"。

熹宗朱由校跌落水里获救之后，身体状况一天比一天差。虽然多方医治，不见奏效。后来大臣进献仙药叫灵露饮，熹宗饮用后，便日日服用。过了几个月后，得了"臌胀病"，浑身水肿，卧床不起，八月病死。距离翻船坠水获救，才24个月。他在位七年，《明史·天启帝本纪》中对熹宗的评价是："妇寺窃权，滥赏淫刑，忠良惨祸，亿兆离心，虽欲不亡，何可得哉？"

这两位皇帝跌落水里，当时并没有被淹死，可属万幸。可

---

① 一说六年。

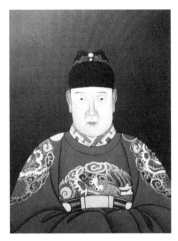

皇帝明熹宗

是，他俩获救后，是否就此龙体无恙呢？他们获救几个月或两年后就死去，是否有别的原因？或是和没水的后遗症有关？这是值得探讨的问题。

这里就借题发挥，谈谈溺水的一些问题，以及溺水获救、大难不死的后遗症问题。为什么获救后身体还会出现问题？还会"自是遂不豫"，"御医施救，龙体难愈"，身体每况愈下，以至龙驭归天？

淹没在水里或其他液体里的人，如果时间过久，会导致生理、病理变化以至死于急性窒息缺氧。就算侥幸获救，还是会有后遗症。有些近乎溺死的案例中，溺水者器官（如脑、心、肺）受到严重破坏，引起如脑水肿、缺氧性脑病（脑损伤）、瘫痪、吸入性肺炎，以及肺损伤，使肺泡不能分泌表面活性物质。肺表面活性物质的作用是使肺部扩张，吸入空气（氧气）。没有了这种物质，肺部就有如一个不能够充满足够气体、不能够完全膨胀的气球，就会出现肺膨胀不全及肺萎缩等慢性肺病，最终因呼吸系统衰竭而丧命。

可惜没有史料记载武宗和熹宗获救后更多的详细情况，他们是否如常上朝问政？从上面的记载看，明武宗落水获救后"遂不豫"，明熹宗虽"多方医治，不见奏效"，推想他们没有获得及时抢救，导致肺部受损，引发肺部后遗症的可能性是很高的，以至于他们最终都因为肺部严重损伤，呼吸功能衰竭而龙驭归天了！（我不清楚所说的"落水受寒"是否包括肺病并发症？）

无论淹在淡水或海水中，如果没有及时抢救，最终都会导致死亡。有人研究溺毙的死亡机制。有大约20%的人死于干式溺水。解剖观察发现，死者的肺部并没有水。原因是人在没入水里后，他的呼吸道受到水的刺激，会反射性地迅速作出反应，令咽喉肌肉强烈收缩（痉挛），导致急性缺氧。这是一种生理反应。至于吸入性溺毙，肺部所吸入的淡水或海水，两者的渗透压是有差异的。淡水会从肺部迅速渗透进入血液循环系统，使血容量激增，心脏负荷因此也加重，导致急性心力衰竭及肺水肿，血电解质紊乱以至心室纤维颤动，红细胞"入水"后膨胀破裂，引起溶血症。而流入肺部高渗性的海水，会把循环系统的血液转移到肺泡内，造成严重肺水肿及血液浓缩，血容量下降，也会引起缺氧、血压下降，导致心力衰竭而死亡。

其实溺水获救后身体是否有后遗症，关键看人在水里面的时间长短。如果能够马上将人从水里拉出来，及时抢救，身体还没有出现因缺氧等造成的生理变化，过后应该是没事的。如果发觉太迟，抢救太迟，身体状况有了生理变化，那就要看损害程度了！

可惜当时不可能进行尸体解剖，
所以晋景公的死因，是个"悬案"！

被淹死的帝王

这里谈谈跌入水里而淹死的帝王。

很多人认为，贵为九五之尊的帝王，一定有近身随从、侍卫时时刻刻随行在侧，哪里会坠落水里而丢了性命！我翻阅过一些资料，知道历史上的确有帝王被淹死。

周昭王姬瑕

在《左传》等史册中，记载了帝王被淹死的史实。周朝（西周）（公元前11世纪—公元前771年）的第四代帝王姓姬名瑕，《史记》称他周昭王。他的生卒年不详，父亲是康王姬钊。康王死后就由昭王姬瑕继位，在位长达19年。昭王十九年（约公元前972年），姬瑕御驾亲征，统率六师军队南攻楚国，结果兵败，全军覆没。当时昭王率领的军队所到之处，烧杀掠夺，扰害百姓，人人恨之入骨，昭王被船民设计所害。当昭王渡水行至江中，船毁

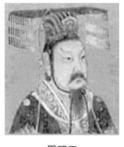

周昭王

人坠，大概他不谙水性，被淹死于汉水之滨。周昭王葬在河南少室山。

"小明王"韩林儿

历史上和周昭王有相似命运的是一位有名无实、从来没有治国的"帝王"，叫"小明王"韩林儿，他也是行至江中，船毁坠水而死。

元朝末年，明太祖朱元璋还没有当上皇帝之前，曾有大宋红巾军发动起义，对抗元朝。其中一名领袖韩山童惨被杀害，同党刘福通等人迎接韩山童的儿子韩林儿到亳州，奉立为帝，称小明王，国号大宋，年号龙凤，以亳州为都城。不过大权却掌握在刘福通手中。

1366年，朱元璋派人迎接在滁州的韩林儿南下到应天（今江苏南京），在渡长江时，韩林儿所乘船只被人凿沉，韩林儿坠江身亡。此事记载在《明史·韩林儿传》中。

韩林儿是溺毙。但根据历史记载，他是死于朱元璋的毒手。这是大多数人都认定的说法。《明史·廖永忠传》载："韩林儿在滁州，太祖遣永忠迎归应天，至瓜步覆其舟死。帝以咎永忠。"《蒙兀儿史记》也有记载："朱元璋弑其主韩林儿，伪宋亡。"

朱元璋为了要除掉称帝道路上的障碍，设计陷害韩林儿。

南宋最后一位皇帝赵昺

另外一位淹死在大海的皇帝是宋朝的最后一位皇帝赵昺（1272—1279），他是南宋的第九位皇帝，称为末帝。他6岁登基，7岁葬身大海，做了两年皇帝。大概连他自己也不知道自己是皇帝呢！

一说到末帝，人们就会马上想起陪他一起死去的陆秀夫（1236—1279）。当时南宋已经在1276年投降元朝，结束了319年的统治。大臣陆秀夫在临安（今浙江杭州）失守后逃到福州，和张世杰等人先立赵昰为帝，是为端宗。赵昰死后，这些遗臣又拥端宗的弟弟赵昺为帝，史称末帝。陆秀夫等人在崖山（今广东新会南部）建起流亡朝廷。陆秀夫担任左相，继续进行抗元活动。可惜宋朝气数已尽，在1279年，最终为元军所败。陆秀夫自知大势已去，无望逃脱，下定宁死不辱的决心，临终前演出悲壮的一幕。他不忍看见大宋朝天子被逮捕受百般凌辱，于是对末帝说："事至如此，陛下当为国捐躯……德祐皇帝（兄长恭帝赵㬎）辱已甚，陛下不可再辱。"然后背着这身穿龙袍、胸挂玉玺的懵懂娃娃国君，跳下崖山投海而死。

几天之后，陆秀夫的尸体浮出海面，被乡人收葬。元军在清理战场的时候，发现一具身穿黄衣的小孩尸体，身上带有金玺，上书"诏书之宝"四字，证实末帝赵昺被淹死在大海中。这是历史事实。

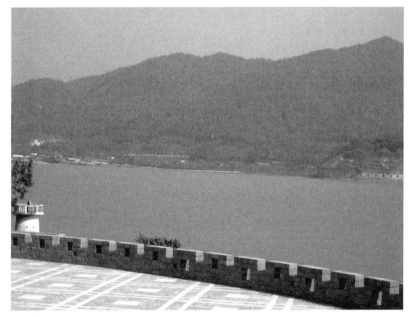

广东新会之崖山

春秋时期晋景公姬獳

把历史倒退一两千年，说说晋景公姬獳（一名据）。晋景公
是春秋时期诸侯之一，他的生卒年份不详，他在公元前599年到
公元前582年在位。有人把晋景公列入被溺毙的帝王的名单，但
我有不同看法。

对晋景公的死，《左传》只用了一句话描述："将食，张，
如厕，陷而卒。"（将要吃饭前，感到腹胀（肚子不舒服），急
急起身上厕所，跌入厕内而死。）这句话把"陷而卒"解释为跌
倒在茅厕或是坠落茅坑下的粪池或池塘窒息而死。

对于晋景公真正的死因，我是有所怀疑的。他真的是溺毙？

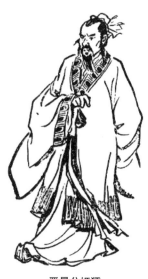

晋景公姬獳

还是猝死在厕所里？有可能他是晕倒厕内，失去知觉，然后坠落粪池或池塘，窒息而死。"陷"这个字有很多种含义。晋景公是跌倒在厕所里，还是坠落水中？还有，身为诸侯或君王，他们所用的厕所是否那么简陋，设施很差？

其实晋景公这老人家已经有病在身，感觉胸膈间疼痛。有记载秦国太医缓曾为他看病。太医诊断晋景公病入膏（心之下）肓（膈之上），针灸药物都不会"到位"、奏效。这所谓胸膈间疼痛，大概是冠状动脉狭窄、栓塞而导致心肌缺血，引起心绞痛，是严重冠心病的征象。也许晋景公是因心脏病暴发，倒毙在厕所里。

有人认为在如厕时倒毙是"可笑"的事，其实如厕猝死是不足为奇的。

在排便时，人需要闭气用力，有严重心血管病的人，这种闭气作用会使心脏的血液输出有过度射出的现象，造成血液动力变化，血压上升，可能冲击已经有病理变化的血管，造成血管内血栓脱离，引发血管栓塞，心脏病暴发或中风。

当然，在公元前的年代，不会有心电图、冠状动脉造影术，以及其他高科技手段来诊断冠心病，也没有动脉搭桥或在冠状动脉置入支架这些医疗法。有了冠心病，唯有听天由命，"坐以待毙"了！不过，晋景公也有可能是因脑溢血或中风而猝死。可惜当时不可能进行尸体解剖，所以晋景公的死因，是个"悬案"！